# 上手に食べるために❷
## Better Feeding
### 摂食指導で出会った子どもたち

田村文誉 著
日本歯科大学附属病院
口腔介護・リハビリテーションセンター

医歯薬出版株式会社

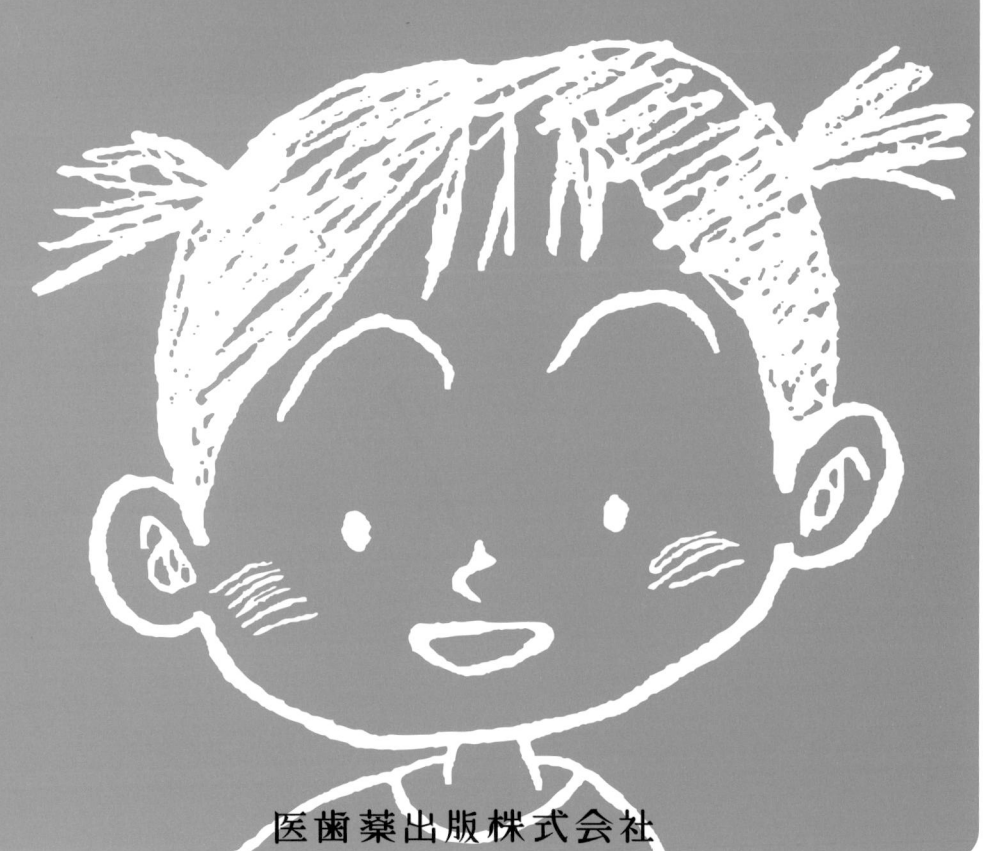

This book was originally published in Japanese
under the title of :

JOZU NI TABERUTAMENI 2
— SESSYOKU SHIDO DE DEATTA KODOMOTACHI

(Better Feeding 2
— Children We Met in the Event of Eating Education)

TAMURA, Fumiyo
  Dentist, D.M.D.

© 2009   1st ed.
ISHIYAKU PUBLISHERS, INC.
  7-10, Honkomagome 1 chome, Bunkyo-ku,
  Tokyo 113-8612, Japan

イラスト：山下正人
カバーデザイン：MIYAKE DESIGN

## 推薦のことば

　私たち日本歯科大学附属病院2階には，無機的になりがちな病院の中にあって，木の扉をもち，やわらかな光が洩れてくる，不思議な小部屋があります．小さな子どもたちが母親に連れられて入って行きます……．かわいそうに，ここで子どもたちは痛みに耐えて歯の治療を受けているのでしょうか？

　1時間ほどすると，子どもたちはニコニコ笑ってこの部屋から出てくるではありませんか．いったいこの部屋では何が行われているのでしょう？　同じ待合室にいるほかの患者さんはいつも不思議に思っているのです．

　私たちの口腔介護・リハビリテーションセンターには，食べることやしゃべることの相談のために多くの親子が訪れます．この部屋では，子どもたちは持ってきたお弁当を食べたり思いっきりおしゃべりしたりしているのです．敬遠されがちないわゆる歯の治療とは無縁な空間なのです．

　これまでにも，発達期の摂食・嚥下障害や言語障害に関する書籍は数多く発刊されており，その理論や訓練法を知る機会は十分にあると言えるかもしれません．しかし，子どもたちの障害や療育者の悩みはさまざまで，教科書どおりに解決できることばかりではありません．私たち自身，さまざまな療育者の方々や当の子どもたちに多くのことを教えてもらっていることに気づくことが多いのです．また，療育者向けの本はいくつか出ていますが，いかんせん専門家的な視点から抜け切れず，かえって療育者の混乱を招いている側面もあるかもしれません．

　本書は，療育者の方，摂食指導に携わる特別支援学校の先生や保育士などの方々が，日ごろ悩んでいることがらを通して，食べることを考えるといった構成で，「そうだったのか！」と目からうろこが落ちるような「読み物」であることも目指しています．ときとして煮詰まりがちな，子どもたちと療育者，指導者と療育者との関係が良好でいられるようにとの願いも込められています．

　著者の田村文誉先生のあたたかなまなざしを通しての，楽しく美味しく，食べたりおしゃべりすることを目指しての歩みに触れていただき，そしてこの本のいずれかのページが，子どもたちの日々をより豊かにする一助となることを願っています．

2009年春

菊谷　武
日本歯科大学附属病院　口腔介護・リハビリテーションセンター長

## はじめに

　この本の魁(さきがけ)である『上手に食べるために』を上梓したのは，いまから4年前の2005年のことでした．当時，私たちは，日本歯科大学附属病院口腔介護・リハビリテーションセンターで，小児の摂食指導外来を立ち上げたばかりでした．

　それまでにも，食べる機能についての多くの素晴らしい既存の本がありました．しかし，この問題に悩んでいる家族や，医療関係者以外の職種の方たちには，解剖や生理の話がたくさん載っているそれらの本は，難しく非常にとっつきにくいものが多いようでした．私たちは，「お子さんの一番近くにいる人たちにこそ，使える情報が必要なのではないか？」という思いから，『上手に食べるために』を企画しました．そして今回は，食べる機能に障害のあるお子さんと彼らを取り巻く人たちに向けて，より具体的なサポートをしたいと考え，本書を執筆することになったのです．

　いままで，実際の摂食指導の場面で，たくさんの「ハッとすることば」を聞くことがありました．同じようなことで悩んでいる人たちが，このことを知ったらきっと頑張れるのではないか？と感じる場面にもたびたび出会いました．そこで，これまで経験したたくさんのことばや場面を，紹介させていただくことにしたのです．

　この本では，私たちがいままでに出会ったお子さんたち，お母さんたちの様子をもとに，さまざまにアレンジして書きました．ですから，登場人物はみな架空の人たちです．

　そして，本書には，摂食指導を行った時期や食べる機能に変化があった期間などについても書きましたが，どれにも個人差がありますので，あまり数字にとらわれることなく読んでいただきたいと思います．摂食指導の一般論や方法については既存の多くの良書にゆずり，この本からは摂食指導の「mind」について，感じとっていただけたらと思っています．

　これまで摂食指導の場面で多くの示唆を与えてくれたお子さんたち，お母さんたちなくしては，本書の出版はありえませんでした．また，小児科医の今井庸子先生，言語聴覚士の西脇恵子先生にはそれぞれのご専門についてご助力いただき，そして，前回に引き続き本書の企画に賛同し，出版への実現に向かって手助けしてくださいました医歯薬出版に感謝申し上げます．

　この本が少しでも食べることに悩み苦しんでいるお子さんと，それを支える方々の助けになれば，このうえない喜びです．

　　2009年2月　　　　　　　　　　　　　　　　　　　　　　　　　　田村　文誉

目 次

## 1章 こんなことに悩んでいます！ ... 7

①食べないから大きくならない？ ... 8
②せっかく作っても食べてくれない ... 10
③気管喉頭分離はしたけれど ... 12
④ミルクしか飲まない ... 14
⑤唇が富士山みたいな形 ... 16
⑥食べることに興味がなさそうで，栄養剤ばかり飲んでいる ... 18
⑦鼻から食べ物が出てきてしまう ... 20
⑧口が開かないのは，顎が動かないため？ ... 22
⑨食べると吐いてしまう ... 24
⑩美味しい物を食べさせたい！ ... 26
⑪周りが見えていない ... 28
⑫自分で食べられるようになってほしい ... 30
⑬わざと口から出しちゃうみたい ... 32
⑭舌がハート型なのはなぜ？ ... 34
⑮生まれてから一度も食べ物を味わったことがない！ ... 36
⑯食べるときにピチャピチャ音をたてる ... 38
⑰持ちやすいように，曲がったスプーンを使わせている ... 40
⑱経管依存？ ... 42
⑲ママの経管依存？ ... 44
⑳食べるのがすごく早い ... 46
㉑下唇を巻き込んでしまう ... 48
㉒寝て食べたほうがよいの？ ... 50
㉓噛めるの？ ... 52
㉔気が散ってなかなか食事が終わらない ... 54
㉕食べるときに片手しか使っていない ... 56

## 2章 どうしたらよいでしょう？ ... 59

①気管切開をしている場合に気をつけることは？ 今井庸子● 60
②呼吸器リハビリテーションについて教えてください 今井庸子● 61
③胃食道逆流は食べることにどんな影響がありますか？ 今井庸子● 62
④体の側弯は進みますか？ 今井庸子● 63
⑤摂食指導はいつごろから始めればよいのですか？ 64

⑥大人の場合も摂食指導は効果がありますか？ ……………………………………… 65
⑦哺乳瓶がやめられません ……………………………………………………………… 66
⑧口を閉じないのはなぜ？ ……………………………………………………………… 67
⑨うちの子，偏食ですか？ ……………………………………………………………… 68
⑩涎はいつごろまで出ているのでしょうか？ ………………………………………… 69
⑪大人と同じ食べ物が食べられるのは，何歳くらいになってからですか？ ……… 70
⑫経腸栄養剤について教えてください ……………………………………… 今井庸子● 71
⑬体重がなかなか増えず不安です ……………………………………………今井庸子● 72
⑭口の動きがよくなると，ことばを話せるようになりますか？ ………… 西脇恵子● 73
⑮いつごろからことばの訓練をしたらよいのですか？ …………………… 西脇恵子● 74

## 3章　摂食指導と摂食機能訓練 …………………………………………… 75

①障害のあるお子さんへの摂食指導 …………………………………………………… 76
②食環境を整える ………………………………………………………………………… 77
　　1）姿勢 77／2）食器具 77／3）雰囲気 77
③食の内容への配慮 ……………………………………………………………………… 78
④摂食機能訓練 …………………………………………………………………………… 79
　　1）間接訓練 79／2）直接訓練 81

## 4章　摂食機能の基本的知識 …………………………………………… 83

①摂食嚥下機能とは ……………………………………………………………………… 84
②子どものからだ ………………………………………………………………………… 85
　　1）口の中（口腔と咽頭）の形 85／2）哺乳機能から摂食・嚥下機能へ 86
③摂食機能の発達とことばの発達との関係 ………………………………… 西脇恵子● 88
　　1）前言語期 89／2）単語の獲得期 89／3）構文の獲得期 90
④摂食機能の発達 ………………………………………………………………………… 91
　　1）口唇閉鎖機能を獲得する 91／2）舌で押しつぶす動きを獲得する 91／
　　3）咀嚼の動きを獲得する 91／4）自食の準備 92／5）離乳の完了 92／
　　6）自食機能の獲得 92
⑤摂食機能障害 ……………………………………………………………………今井庸子● 93
　　1）原因 93／2）摂食機能障害を呈する疾患 93

『上手に食べるために－発達を理解した支援－』目次 ……………………………… 95
さくいん ………………………………………………………………………………… 96

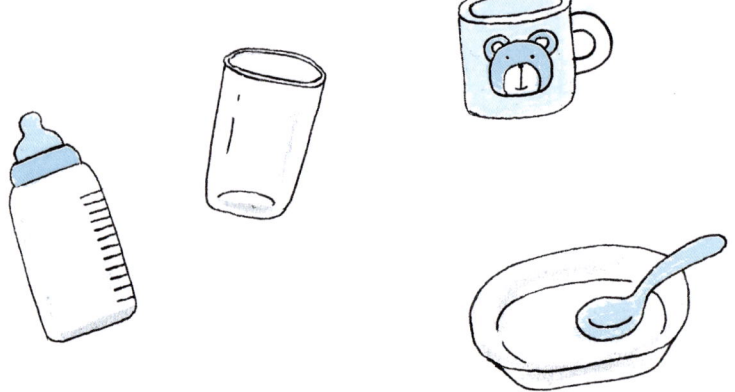

第1章

# こんなことに悩んでいます！

　「食べる量が少ない」「むせてしまう」など，障害のあるお子さんの場合，食事がうまく進まないことがあります．また，いつまでも咀嚼することができないなど，食べる機能が十分に発達しきれていないお子さんもいます．お子さんによって，また周囲の環境によっても状況はさまざまですから，誰かのまねをすれば問題が解決するというわけではありません．でも，「同じようなことで困っている人がいたら，ちょっと話を聞いてみたいな……」というお母さんも大勢いるかもしれませんね．そのようなとき，この章の事例を読んで，なんらかのヒントを得ていただけたらと思っています．

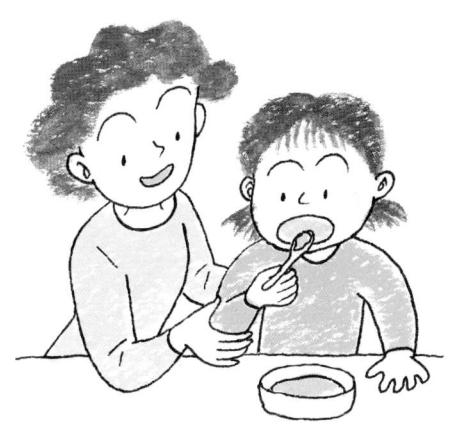

1章　こんなことに悩んでいます！

# 1. 食べないから大きくならない？

　A君は気管狭窄のため，生まれて間もなく気管切開をしました．知的な発達の遅れはないのですが，気管切開のために声を出すことができません．A君はいま2歳，お父さんやお母さんは「このままだとことばの発達が遅れてしまうのじゃないかしら」と心配されて，切開部を閉じたいと考えています．

　その手術をするには，いくつかの問題があります．その一つは体重で，主治医の先生から「10kgを超えたら手術をしようね」と言われているのですが，なかなか体重が増えないのです．お母さんはたくさん食べさせたいと思っているのですが，A君はあまり食べようとしません．「形のある物が混ざっていると吐いてしまうので，まだペーストみたいな物しか食べていなくて……」と嘆いておられます．そのペースト状の食事もあまり進まず，ほとんどミルクだけといった状況なのです．

　でもA君は，食べ物に興味はあるようなのです．ペースト食より普通の食べ物，たとえばご飯粒やプチトマトなどに手を伸ばします．ただ，口には入れてみるものの，結局は食べられないので出してしまうのですが……．

　手術をするには体重を増やさないといけないけれど，食べられる物がない……．いったい，どうしたらよいのでしょう．

　お父さん，お母さんの顔は，摂食指導のたびに，徐々に険しく，またそのような雰囲気を察してか，A君にも初めて会ったときのような笑顔が見られなくなっていきました．

　お母さんたちと一緒に問題点を整理してみました．「一番気になっていることは？」と聞いてみると，「やっぱり体重を増やしたい」とのこと．さらに深く聞いてみると，「体重を増やすためには食べさせなくちゃと思って，四六時中，追いかけまわしてミルクを飲ませたり，何か口に入れています」というお話でした．どうやらA君は「おなかがすいている」というときがないようなのです．

　こうなると，食事に対する意欲もわいてこないでしょう．生活リズムを整え，空腹と満腹のメリハリをつけていかなければなりません．

　「まずは空腹な時間をつくって食べる意欲を引き出し，本人が受け入れられる食べ物を無理強いせずに食べさせましょう」とお話しました．

ただ，やはりミルクだけでは，栄養が足りているのかどうか心配です．現に，お父さん，お母さんの一番の希望は，体重を増やして，早く気管切開を閉じる手術をすることなのですから……．

　小児科の主治医の先生は，A 君の栄養状態に関して，いままでとても元気で体調を崩すことがなかったので，あまり気にしていなかったようです．またお母さんも，深くは相談できていなかったということでした．

　そこで，改めて主治医に連絡し，栄養状態はどうなのか？当分ミルクだけでよいのか？栄養補助剤は必要か？といった点について相談しました．主治医の先生の意見は，「いま，栄養状態に問題はないけれども，体重が 10kg になることを目標としているし，ミルクだけでは不足してしまう可能性がある」ということで，栄養剤が処方されました．

　A 君はミルクの代わりに栄養剤を飲み始めましたが，成分が濃いせいか吐いてしまいます．そこで，栄養剤を薄めて飲ませるようにしたところ，しだいに吐く回数も減って，体重も少しずつ増えてきました．お母さんも安心したのか，追いかけまわして食べ物を口に入れ込むというようなことは減ってきたようです．そのため，空腹の時間をもつようになったことで，食欲も出てきました．いまではペースト食を食べる量も増え，またご飯を手づかみで口に入れ，咀嚼して飲み込むこともあるそうです．

　目標の 10kg まであと少しです．体重が増えるとともに家族の気持ちも変わり，それが本人の食べる意欲につながっていくことを期待したいですね．

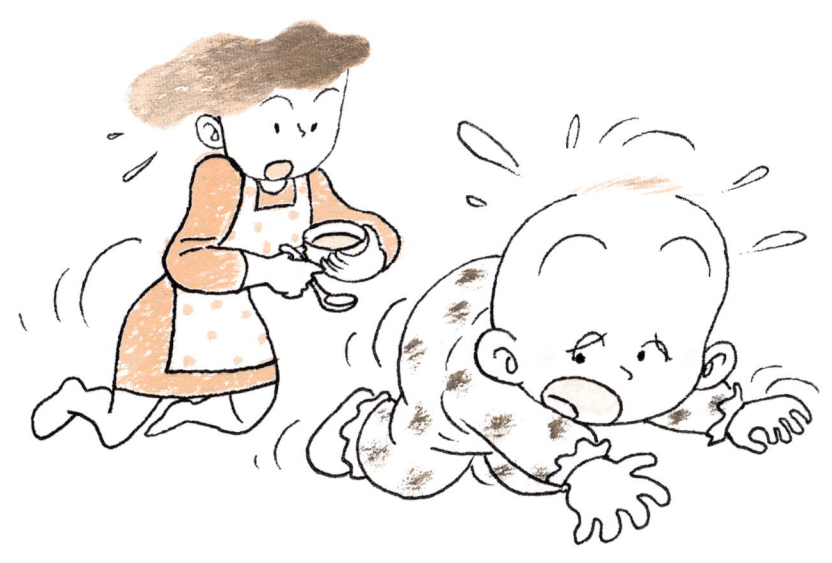

1章　こんなことに悩んでいます！

# 2. せっかく作っても食べてくれない

　料理が得意なお母さんも，そうでないお母さんも，お子さんに十分に栄養をとってほしい，美味しく食べてほしいという気持ちは同じでしょう．どちらのタイプのお母さんも，自分が心を込めて作った料理をお子さんが食べてくれないときには，悲しくなってしまうことでしょう．

　Lちゃんのお母さんは，料理があまり得意ではありません．Lちゃんは一人っ子なので，お母さんの愛情を一身に受けています．Lちゃんは広汎性発達障害で，地域の小学校に通っています．学校のお友だちとけんかをして帰ってくることもありますが，学校は大好きで，毎日元気に通学しています．
　お母さんは専業主婦で，家に一人でいることが多く，その間，いつもLちゃんのことが心配でたまらないのです．毎日，なんとか頑張って料理を作っているのですが，せっかく作った夕飯なのにLちゃんはほとんど食べてくれません．「これでは栄養失調になってしまう！」とお母さんはまたまた心配になります．
　でも，学校の先生によれば，「給食はよく食べていますよ．おかわりもします」とのこと．それでお母さんは，「よっぽど私の料理が美味しくないのね！」とますます落ち込んでしまうのです．食事の支度は毎日のことですから，ついお母さんは暗い気持ちに陥ってしまいます．お父さんは「美味しいよ」と言ってくれるのですが，肝心のLちゃんが食べてくれなくてはどうしようもありません．
　お母さんのお話を聞いていて，「お母さんはLちゃんのことが心配でたまらない　→　深刻な顔をしてしまう　→　Lちゃんは暗い顔のお母さんはイヤ　→　だから食べたくない　→　学校では楽しいので食べる　→　お母さんはさらに落ち込む……」といった悪循環になってしまっているのかなと思いました．

　昼間ずっと家に一人でいて，お子さんのことを一所懸命気にかけているお母さんは，このような負のサイクルにはまってしまうことがあるようです．一人で抱え込まないで，気持ちをわかってくれる専門家に相談できるとよいなと思います．

料理が得意なお母さんも，お子さんが食べてくれないと，それはがっかりしますよね．
　Nちゃんのお母さんは，フルタイムで働いていて，忙しい毎日なのですが，料理が得意で朝と夜の食事はきちんと作っています．けれどもNちゃんは，好き嫌いが多く，食べたり食べなかったりするのです．太っても痩せてもいないので，きっと食べている量は足りているのでしょうが，今日食べたと思ったら明日は食べないといった状況で，お母さんは何をどれくらい作ったらよいか予測がつかないので困っています．
　Nちゃんは自閉傾向があると言われています．自閉のお子さんの場合，白いご飯しか食べない，あるいは逆に白いご飯は食べない，決まった色のおかずにこだわるなど，偏食を示す場合があります．自閉のお子さんの偏食を治すのは簡単なことではありません．無理強いしても逆効果なため，本人が受け入れられる食べ物が，徐々に増えていくのを待つしかないでしょう．
　料理が得意なお母さんにとっては腕の振るいがいがなく，また仕事でくたくたに疲れて帰ってきて必死で料理しても，まったく食べてくれなかったりするので，もしかすると大声で叫びたくなるときがあるかもしれません．とても辛いことだと思います．

　「せっかく作っても食べてくれない」，という悩みを抱えているお母さんはたくさんいます．専門家に相談しても，即効性のある答えは得られないかもしれません．でも，よく話を聞き，気持ちをわかってくれる専門家をみつけることで，安心して食事の時間を育んでいけるのではないでしょうか．

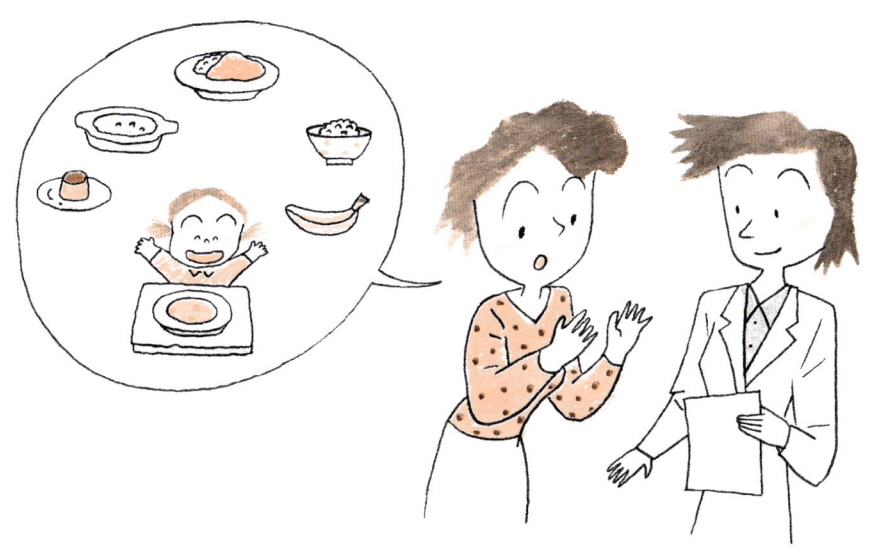

1章　こんなことに悩んでいます！

# 3. 気管喉頭分離はしたけれど

　Wちゃんはお母さんが病気のため，家で暮らすことができません．生まれてから5年間，ずっと施設で暮らしています．Wちゃんのところには，毎日おじいちゃんとおばあちゃんが交替でお見舞いに来ています．

　Wちゃんは重度の脳性麻痺で，赤ちゃんのころ，何度も呼吸が止まったことがありました．誤嚥（ごえん）がひどく，2歳のときに「気管喉頭（こうとう）分離」という手術を行っています．手術はしたのですが，結局現在まで，鼻からチューブを入れた「経管栄養」のままになっています．

　もしWちゃんが家で暮らしていたのだったら，療育センターなどで食べる訓練を始めていたかもしれません．けれども，いままでそういう機会に恵まれませんでした．近くに，食べることを訓練してくれる専門家がいなかったからです．ところが，新しく主治医になった小児科の先生が，「気管喉頭分離をしているのだから，誤嚥の心配もないし，食べられるのじゃない？」と提案してくれたため，摂食指導が始まりました．

　初めて会ったWちゃんは無表情で，小児用のベッドの上で仰向けになっていました．管から栄養剤を入れるときも，いつも寝たままです．体の緊張が強く，また姿勢交換をする機会も少ないせいでしょうか，体の側弯が進んでしまっています．

　体や顔に触れていくと，過敏があるようでした．体のほうははっきりしないのですが，触った瞬間にビクッとします．でも，顔はニコッとするのです．緊張なのか，過敏なのか判然としませんでした．担当の看護師さんは，「喜んでいるんですよ」と言うのですが……？　とにかく触られることに慣れていないのだと思いました．

　次に，顔に触れていくと，口の周りには強い過敏が残っていました．また，いつも口を開けたままで，涎（よだれ）も出ています．

　このような状況では，いくら気管喉頭分離をしていて誤嚥の心配がないからといって，すぐに食べ物で練習するわけにはいきません．

　口から食べる前に，「1日のうち何回かベッドをギャッジアップして上体を起こす練習を始め，慣れてきたら座位保持椅子に座らせる」「過敏があるところの脱感作を行う」という方針を立て，過敏がとれてきたら「筋訓練を開始する」「口唇と顎を介助して閉じさせ，唾液を飲み込む練習をする」という次の段階の目標も決めました．

脱感作を始めてから3ヵ月ほど経ったころ，過敏がとれてきました．そこで，歯肉のマッサージ（ガムラビング，『上手に食べるために』83ページ参照）と口唇訓練，頬訓練，舌訓練を開始しました．初めのころはパンパンに硬かったWちゃんの顔ですが，訓練の効果でしょうか，しだいに柔らかくなり，それとともに表情が出てきたのです．唾液を飲み込むことも上手になってきたため，半年くらい経ったころに，飴を下唇に塗って，広がった味を飲み込ませるといった「味覚刺激法」を開始しました．

　また，徐々におかずのペースト食とヨーグルトを食べさせてみることにしました．Wちゃんは甘い味が大好きで，ヨーグルトなどはとても上手に食べられるようになりましたが，ほかの食べ物，たとえば野菜や肉のペーストにはしかめっ面をしていました．けれども，徐々に味のレパートリーも広がり，ペースト食を1食分は食べきってしまうようになりました．

　おじいちゃん，おばあちゃんも，お見舞いに張りが出てきたようです．いまはおじいちゃんとおばあちゃんにも訓練や食事介助を手伝ってもらい，家に帰れる日までには，もっと上手になるよう頑張っています．

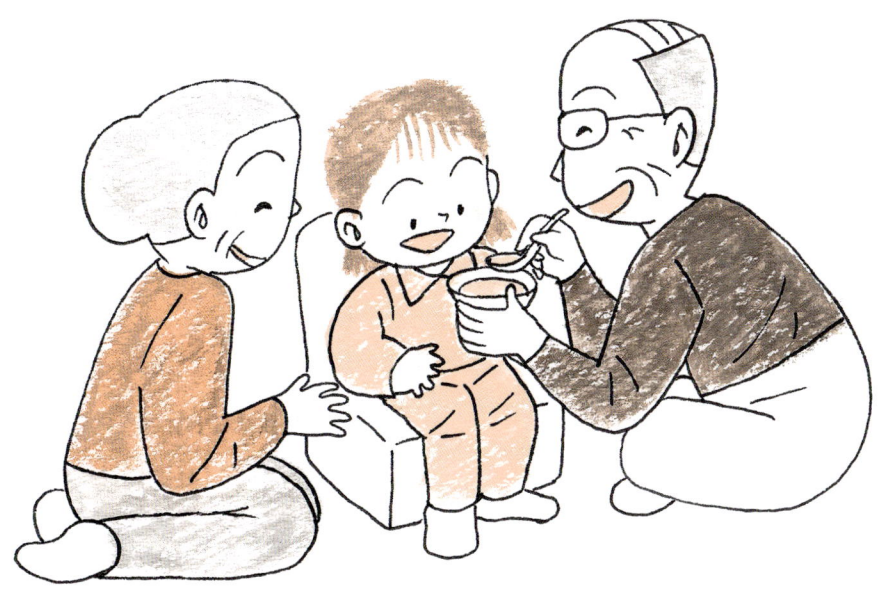

### 1章　こんなことに悩んでいます！

# 4. ミルクしか飲まない

　O君は発達の遅れのある2歳半の男の子です．小児科の先生には，「何かの症候群ではないか？」と言われていますが，いまだに原因はわかっていません．2歳になってようやくつかまり立ちができるようになりましたが，まだ歩くことができず，移動はハイハイが中心です．ハイハイはものすごく速く，家の中ではお母さんのあとをどこでもついていくことができます．

　O君は，食べ物を見せられても食べようとせず，「哺乳瓶からミルクを飲むのが大好き！」という状況でした．歯は全部生えており，奥歯は咬み合っているのですが，前歯は哺乳瓶をくわえ続けているためか，上下の歯の間に隙間ができていました．

　「指しゃぶりをしていますか？」とたずねると，「生まれてから一度もしていません」とのことです．過去に，口への刺激が乏しかったことがうかがわれます．もしかして過敏があるのかも？と思い，検査をしたところ，顔と口に強い過敏があり，脱感作を試みたときには，大泣きしてしまいました．

　けれども，口唇はしっかり閉じており，涎もまったくありません．呼吸は安定していて，きちんとお座りもできます．そして，発語はありませんが，しばしば視線が合い，こちらで話をしていることに聞き入っている様子も見受けられました．

　一見，食べられそうなのに……と思うのですが，本人は，食べ物を口の近くに持ってこられると，イヤイヤをして口を固く閉ざしてしまいます．栄養面から考えると，2歳半を過ぎてミルクだけというのは不安が残ります．

　しかし，小児科の先生に全身状態や栄養管理をしてもらっていることから，あまり心配せずに，心理面に重点をおいた摂食指導を開始してよいのではないかと考えました．

　摂食指導は，O君に対しては「過敏をとることに専念し，また好きな味をみつけること」「家族が食事をしているときに必ず同席させ，ほかの人が食べている様子を見せるようにすること」「手に握れるような食べ物（野菜スティックなど）を持たせて遊ばせること」をお母さんにお願いしました．

また，摂食指導の考え方について，より重点的に説明しました．
　「栄養面では小児科の先生に管理してもらっているので安心すること」「食事は楽しい，食べ物は美味しいということを，家族の食事場面のなかで実感させること」「食べ物を味見させる場合に絶対に無理強いしないこと」「野菜スティックは食べ物に親しむためのものなので，食べる必要はないこと」などです．
　お母さんは「周りの子はちゃんと食べているのに，どうしてなんだろう！」と気持ちに焦りがあったのですが，O君が食べ物を能動的に受け入れられない場合，無理すると拒食につながってしまいます．お母さんの焦る気持ちをいかに受け止め，安心して毎日を過ごしてもらうかが大切だと思いました．

　変化は一気にやってきました．通常，おっぱいやミルクのあとに離乳食が始まり，段階的に食形態も普通食に近づいていくのですが，O君の場合には，ある日突然，家族が食べている物に興味を示し，普通食をしっかり咀嚼しながら食べ始めるようになったのです！　また，言葉にはならないものの，「アー」などの声も出すようになってきました．
　O君の場合，食べる機能の発達の順番を飛び超えてしまったかのような印象がありますが，実はそうではないのでしょう．過敏がなくなり，口への刺激を受容することによって口の発達がなされていき，ミルクを飲むときの口の動きも，おそらく本来の哺乳（乳児嚥下）の動きから，成人嚥下へ移行してきたのだと思われます．
　食べることは，本人の意思がなくては先に進みません．O君に，そのことを強く教えられました．

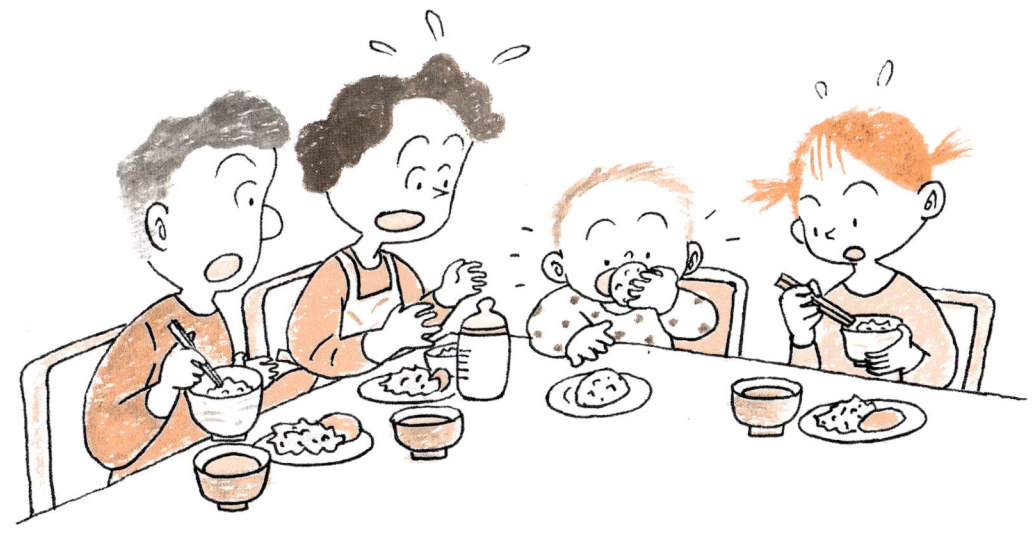

## 1章　こんなことに悩んでいます！

# 5. 唇が富士山みたいな形

　Hちゃんのお母さんは，Hちゃんの口が閉じないことを心配しています．Hちゃんは4歳のダウン症の女の子です．

　Hちゃんはいつもニコニコしています．人なつっこく，会うたびに，私たちにも抱きついてきてくれます．一緒につきそってくるお母さんもおばあちゃんも，そんなHちゃんがかわいくてたまらない様子です．

　「先生，どうして口が閉じないんでしょうか？　この子の口，富士山みたいな形じゃないですか？　この前，歯医者さんに行ったら，『上唇の帯の位置が歯ぐきの近くについているので，閉じにくいから上唇が引っ張られているんですよ．切らないとダメ』って言われたんです」と心細そうにしています．

　これは，「上唇小帯付着位置異常」というもので，上唇の裏側の中央にある帯が，普通より歯に近い位置でくっついている，といった症状です．確かに，これがあると上唇を下ろしにくいこともあるのですが，Hちゃんの場合，唇が富士山のような形をしている原因は，それだけではなさそうです．

　聞けば，Hちゃんはまだ哺乳瓶を使っていました．水分はすべてそれで飲んでいるそうです．哺乳瓶の乳首を口の奥まで入れ込み，上は上顎で，下は舌を出して支えるようにして飲んでいます．唇は周りをふさいでいるだけで，閉じるような動きはしていません．つまり，唇を閉じるような動きをしないまま，飲んでいることになります．それでHちゃんの上唇は富士山の形のように固まってしまったのだと思いました．

　そこで，スプーンやコップから水分を飲む練習を始め，それで水分量を確保できるようになったら哺乳瓶を使うのをやめようとお話しました．そして，哺乳瓶が必要なうちは，同じような動きが出てしまうのを防ぐため，ストローの使用を禁止しました．

　また，まだ指しゃぶりをしていることも影響している可能性があります．指しゃぶりというのは，子どもにとってある時期にはとても大切なものです．けれども，Hちゃんはもう4歳，歯並びにも影響が出てくると考えられます．そのため，指しゃぶりも少しずつやめさせていくようにお話ししました．

水分をスプーンやコップから飲む練習を始めて2ヵ月ほどたったころ，Hちゃんは哺乳瓶を使わなくても十分な量の水分を飲むことができるようになりました．完全に哺乳瓶を卒業です！

　けれども，なかなか指しゃぶりのほうはやめることができません．お母さんはHちゃんの指に，昔からの言い伝えのとおり唐辛子など塗ってみましたが，Hちゃんは怒りながら唐辛子をぬぐい，結局は指しゃぶりを始めてしまいます．どうやら指しゃぶりはHちゃんの心の安定にとって，とても重要なようです．

　そこで，Hちゃんが指しゃぶりを始めたら，とにかく抱きしめてもらうことにしました．お母さんのHちゃんへの愛情は十分すぎるほどあるのですが，もっともっとスキンシップを図ってみることにしたのです．

　それから3ヵ月，眠くなったときにはまだ指しゃぶりをしてしまうようですが，以前に比べればその回数も減ってきたとのことでした．

　上唇小帯については，小児歯科の先生と相談して，しばらく様子をみることになりました．上唇小帯を切る治療は，そんなに大変なものではありません．けれども，Hちゃんが水分を飲むとき，上唇を下ろして上手に飲めるようになってきたことなどを考え，もしかしたら切らなくても，「富士山型」は治っていくかなと思っているからです．

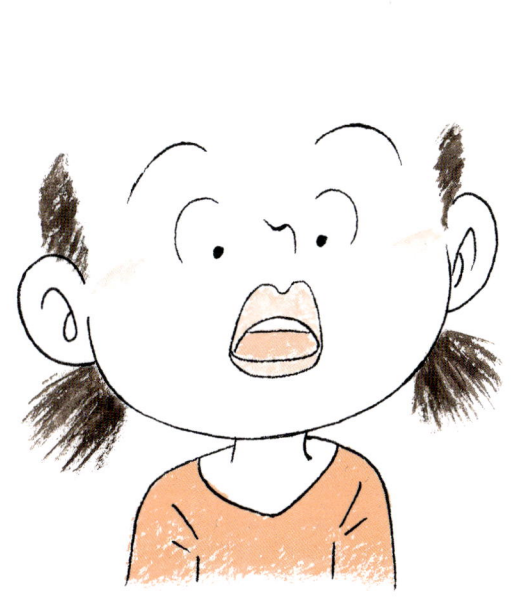
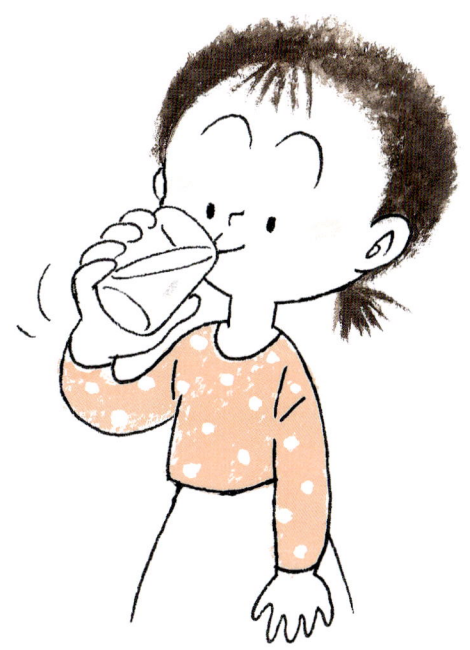

1章　こんなことに悩んでいます！

# 6. 食べることに興味がなさそうで，栄養剤ばかり飲んでいる

　K君は知的能力障害のある7歳の男の子です．特別支援学校の担任のS先生から，「一度，摂食指導を受けてみたら？」とすすめられたのだそうです．
　お母さんはS先生に「うちの子は食べ物に興味がなくて，家では全然食べないのです．主治医の先生が栄養剤を処方してくれているので，そればかり飲んでいるのです」と心配そうに話しました．学校の給食も，ほとんど食べられない日が続いています．S先生も，毎日給食の様子を「今日も食べられませんでした」と連絡帳に書くのを，とても心苦しく感じていました．

　摂食指導の場でも，お母さんが持ってきてくれたお弁当を見せても，興味を示す様子はありません．お母さんによると，「いつも，口に入れればなんとなく食べるので，全部介助して口に入れちゃって，あとは栄養剤で流し込んでいます」とのこと．K君は歩けますし，両手も使えますが，食べることになると途端に手が出なくなって，お母さんに食べさせてもらっています．また，「普通食は食べられないから，全部ハサミで切ってあんかけにしています」というお話でした．
　いままでの経過では，小さいころから食べることに興味がなく，そのために2歳までは哺乳瓶からミルクだけ，2歳から5歳までは経管栄養になっていた時期があったそうです．その後，主治医の先生から栄養剤を処方されるようになり，なるべく口から食べるように頑張って，今日まできたとのことでした．
　K君は，上下の唇や口腔内に過敏がありました．けれども，下顎や頬については，触られてもなんの反応もなく，逆に感覚が鈍っている「鈍麻」という状態で，涎がたくさん口の周りについていても気にならない様子でした．
　そこで，過敏をとる脱感作を行う一方で，鈍な部分には冷たい刺激などを与えて，感覚を呼び覚ます訓練を開始しました．
　3ヵ月くらい経ったころ，過敏がとれてきたので，口唇や頬，舌の筋訓練を開始しました．K君は咀嚼ができず，口唇はいつも開きっぱなしです．口唇を閉じる介助も必要ですが，これはなかなか受け入れられないようでした．

お母さんとS先生には，「食べ物に興味を示すまで無理強いしないこと」「栄養剤でおなかがいっぱいになってしまい，それが食欲を示さないことにもつながる可能性があるので，食事の前には飲ませないこと」「少しずつ栄養剤の量を減らしていくこと」「筋訓練を毎日行うこと」「口唇を閉じる介助は，嫌がらなくなったらできるだけ毎回行うこと」を訓練の方針としてお話しました．

　けれども栄養剤については，お母さんの気持ちのなかに「これで栄養を確保したい」という思いが強く，なかなか減らすことができませんでした．またK君は水も飲みたがらないので，お母さんは脱水を心配し，余計に栄養剤から離れられなくなっていたようです．栄養剤を薄めて与える工夫などを行いながら，4年が経過しました．その間，徐々に涎が減り，咀嚼する動きも出始めました．

　そこで，干し芋などのやや硬くて繊維の強い食品を奥歯で何回か噛ませるといった咀嚼訓練や，バナナなどを前歯でかじり取らせる訓練を行いましたが，それが定着してきたころには，軟らかめの普通食であれば，咀嚼して食べられるようになりました．

　普通食を食べられるようになったころ，お母さんから「先生，聞いてください．この前初めて『おなかがすいた！』って言ったんです．この子がおなかがすいたなんて言うのは，生まれて初めて聞きました！」という，うれしい知らせがありました．

　お母さんの喜んでいる声が，いまでも耳に残っています．

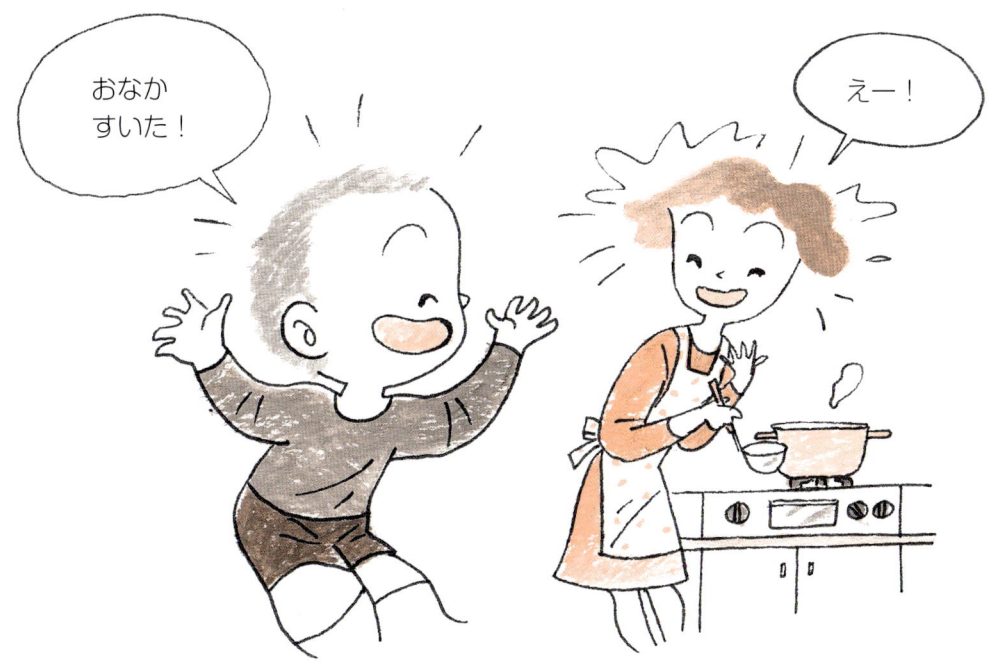

1章　こんなことに悩んでいます！

# 7. 鼻から食べ物が出てきてしまう

　Ｐちゃんは，飲み物や食べ物が鼻から出てくることがあります．これはどういうことなのでしょうか？

　Ｐちゃんは4歳，脳性麻痺の女の子です．上顎に裂があることを「口蓋裂」といいますが，この口蓋裂があると，口の中の物が鼻に回り込んでしまうことがあります．その場合，赤ちゃんのころには，哺乳がうまくできないので，歯科でHotz床という哺乳を助ける入れ歯のような装置を作ってもらって使うこともあります．

　Ｐちゃんにも口蓋裂があるのかな？と思いましたが，上顎に裂は見当たりません．けれども声を聞くと，ちょっと鼻に抜けたような感じがします．

　Ｐちゃんの場合，コミュニケーションがとれるので，こちらの指示に，ある程度従えます．「アーって言ってみて？」と指示し，上顎の奥のほう（軟口蓋から口蓋垂の付近）を見ると，ほとんど動いていませんでした．

　普通，「アー」と声を出すと，この部分がしっかり上にあがり，息が鼻へ抜けるのを防ぎます．また，飲み込むときにもここを閉じて鼻へ逆流するのを防ぎます．ここが動いていないということは，食べ物や飲み物を飲み込むとき，鼻への通り道がふさがれていないことを意味するのです．これは専門的にいうと「軟口蓋麻痺」または「軟口蓋挙上不全」という症状です．

　この場合，どのような対応をすればよいのでしょうか？

　コミュニケーションがとれ，指示に従えるＰちゃんは，自分で喉を動かす訓練ができます．「アー」と発声させるのもよいでしょうし，声を出しながら手で何かを押す，引くなどの動きも，軟口蓋を持ち上げる訓練になります．

　また，唾などを飲み込んだらそのまま数秒間，息を止めておいてもらうことも効果があります．けれども，こうした訓練は大人でも行うのが難しい場合があり，お子さんにはできないことが多いのです．

　そのほかには，歯科特有の方法があります．それは，軟口蓋の奥まで伸ばした形の，入れ歯のような装置を入れ，軟口蓋を物理的に持ち上げてしまうのです．この装置を，「軟口蓋挙上装置（PLP）」といいます．

このような装置を作るためには，口の中の型を採る必要があります．過敏や強い嘔吐反射がある場合，型を採ることは難しいかもしれません．また，上顎を覆ってしまうので，過敏や嘔吐反射があると，入れておくことができません．幸いPちゃんの場合，強い違和感がなかったので，PLPを入れることができましたが，過敏があるお子さんには，過敏がなくなってからのアプローチになります．

　PLPを入れても，すぐに鼻へ逆流することがなくなったり，声の質がよくなるわけではありません．口の中に異物が入るので，それに慣れていかなくてはならないのです．最初は，かえって食べにくくなったり，話しにくくなったりするかもしれませんが，装置を入れながら訓練していくことで，それまでの症状の改善につなげていきます．また，歯の生え換わりや顎の成長とともに，装置の形を変えていく必要もあります．Pちゃんも，1ヵ月に1回は，歯科医院へ通い，装置のチェックをしてもらっています．

　鼻から唾液があふれてくる，食べ物が出てくる，といった逆流の症状は，口蓋裂や，Pちゃんのように軟口蓋麻痺が原因で起こることがあります．しかし，そのようなことがなくても，鼻に食べ物が逆流することはあるのです．たとえば，速いスピードでどんどん詰め込んでしまうと，あふれて鼻腔へ漏れてしまいます．また，飲み込むときの協調運動が乱れていても，起こることがあります．それぞれの原因によって対処法は異なりますから，摂食指導の専門の先生に相談してみてください．

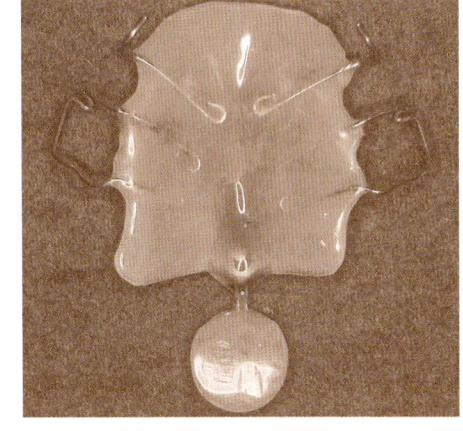

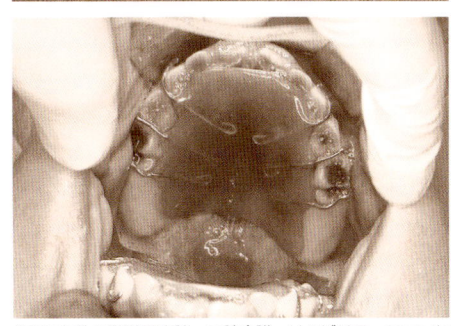

（日本歯科大学附属病院　口腔介護・リハビリテーションセンター小児歯科　白瀬敏臣先生提供）

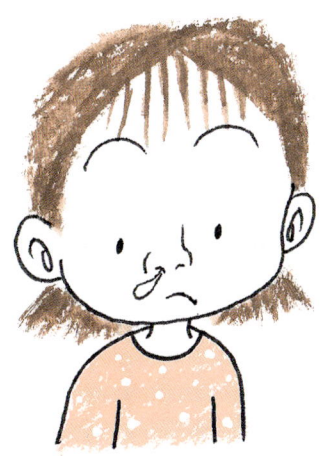

## 1章　こんなことに悩んでいます！

# 8. 口が開かないのは，顎が動かないため？

　T君は生後7ヵ月の男の子です．まだ首がしっかり座っていませんが，体調はよく，元気に毎日を過ごしています．T君はミルクが大好きのようで，哺乳瓶からミルクを上手に飲んでいます．お母さんはそろそろ離乳食を始めたいと思っていますが，離乳食を与えようとしても，あまり口が開かないので，スプーンに乗せたペースト食の大半がこぼれてしまい，ほとんど食べられません．T君はペースト食が口に入ることを嫌がってはいないようで，口についた食べ物を味わっている様子もあります．でも，なかなか口に入らないため，途中で嫌になって泣き出すことがありました．
　「どうして口が開かないのかしら？」と，お母さんは泣きたくなってしまいます．
　そんな悩みを抱え，T君とお母さんは摂食指導を受けにやってきました．T君は下顎が小さく，小児科の先生から，「小顎症」と言われているとのことでした．また，いつもは元気なのですが，小顎症のために舌が喉のほうに落ち込みやすく，ときどき息が苦しくなることもあると教えてくれました．「そのようなときは，下顎の両側の角を手前に少し押し出してあげると呼吸が楽になりますよ」と小児科の先生に指導されているとのことでした．
　「口が開かないのは，顎の関節が固まってしまっているのでしょうか？」と，お母さんは不安そうです．
　食べている様子を見せてもらうと，確かにスプーンを持っていっても自分のほうから口を開けることはなく，わずかな口の隙間からお母さんがスプーンを入れ込んで食べさせていました．また，本人が口を閉じる前に，スプーンを上唇にこすりつけて引き抜いている様子も見られます．自分の意思で食べている感じではなさそうです．
　顔や口の周りを触ってみると，特に嫌がる様子はないので，過敏はなさそうです．また，口を開けるように下顎を下へ押してみると，大人の指1本半程度は開くため，顎の関節が固まっているわけではないようでした．ただし小顎症であることを考えると，動きにくいことはあるかもしれません．
　そのあたりを踏まえ，まずは本人が能動的に食べるよう，無理をしないで進めることを提案しました．

体重が順調に増えていることや，元気に過ごしていることから，「いまはミルクで栄養が足りていると考え，離乳食を食べさせようと焦らないこと」「T君の好きな味をみつけて，味見程度で楽しませること」が大切だと考えました．
　また，食べさせ方としては，「開いている口の隙間からスプーンを奥へ入れ込むのではなく，下唇にスプーンを乗せ，上唇が下りてくるのを待つこと，上唇が下りてこなければ，介助して口を閉じさせてスプーンを引き抜くこと，上唇になすりつけないこと」を指導しました．
　これらの食べさせ方を続けることで，T君自身の食べる動きが出てくるのを期待します．

　一般的には，甘い味が好まれることが多いのですが，T君の場合，大人と同じような味つけのもの，しょっぱいものが好きなようでした．赤ちゃんのうちに味の濃いものを与えるのはためらわれる場合もあるでしょう．でも，T君のように食べる意欲が少ないお子さんの場合には，まずは本人の好きな味で，「食べたい！」という気持ちを育てることが大切だと思われます．そこから，しだいに食べたい物のレパートリーが増えていくことを期待しましょう．
　小顎症のお子さんでは，顎の位置や形態が食べ方に影響する可能性はもちろん考えなくてはならないのですが，口が開かない理由は，それだけではない場合もあるようですね．

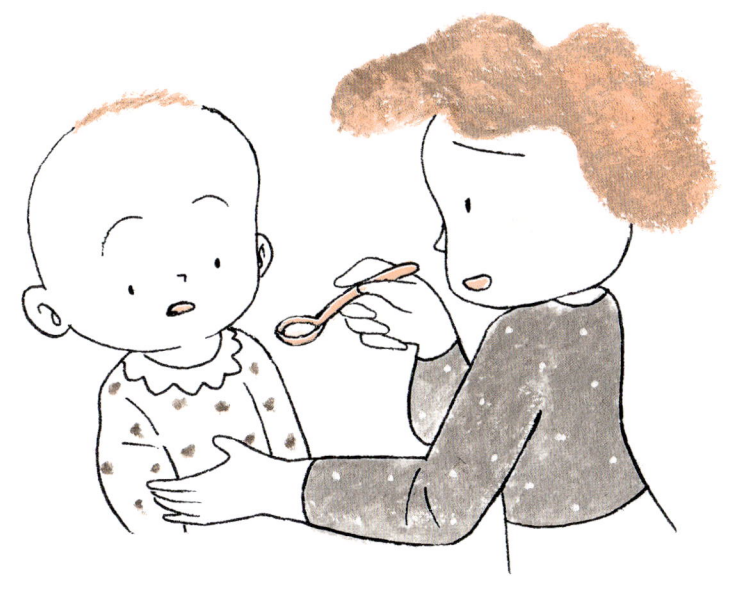

## 1章 こんなことに悩んでいます！

# 9. 食べると吐いてしまう

　R君は，2歳半の男の子です．気管軟化症のために呼吸困難があります．気管切開をしているので，声を出すことができません．ですから，自分の意思を伝えきれないことが多く，ときどきイライラしてしまうようです．

　摂食指導を受けようと思ったのは，いまだに離乳食のペーストのような食品しか食べられず，ちょっとでも粒が入っていると吐いてしまうのが心配だったからだそうです．

　実はR君，まだ哺乳瓶からミルクを飲んでいました．それも，1回の食事のときに200ccと，かなりの量です．そこからも栄養をとっていると思われましたが，もうすぐ3歳，ミルクだけでは栄養が足りません．

　ペースト食に粒が入っていると吐いてしまうとのことでしたが，ミルクもときどき吐いてしまい，それもかなり大量のことが多いようでした．

　吐いてしまう原因はいろいろですが，「口の中や喉の付近に過敏があって，食べ物やミルクが刺激するのではないか？」ということと，「胃食道逆流という症状があるのではないか？」という点を疑いました．

　胃食道逆流については紹介元の小児科の先生と相談し，摂食指導の場では，姿勢の指導を行っていくようにしました．満腹のときに横になって寝てしまうと，逆流しやすくなりますから，食事中から食後にかけては，上体を起こしておくようにします．

　R君の場合には，小児科での検査の結果，胃食道逆流はないとのことでした．しかしお子さんの場合，泣いたり，動いてお腹を圧迫したりといったきっかけで吐きやすいため，望ましい姿勢をとるための指導は重要です．

　では，もう一つの原因として考えられる過敏はどうでしょうか？

　Rちゃんに過敏の診査をしてみると，やはり口の中に過敏がありました．聞けば，歯磨きも大嫌いだそうです．口の中の奥歯の歯ぐきを触ると，ものすごく嫌がりました．

　一般的に，過敏は体の中心に残りやすく，口の中では上の前歯付近に多いとされているのですが，お子さんによっては，前歯は平気だけれど，奥歯のほうがダメということもあります．お子さんによって過敏の場所は違うので，必ず一人ひとりへの細かい検査が大切になります．

歯ぐきの過敏は確認できましたが，もっと奥のほう，たとえば上顎や喉の過敏というのは，なかなか検査することができません．歯が生えていれば，その奥を触ろうとすると噛まれてしまいますし，また喉の近くを触れば嘔吐反射を引き起こす恐れもあります．ですから，口の奥の過敏の検査は，行えないことが多いのです．

　ただ，歯ぐきに過敏があるということは，その奥はさらに過敏が残っている可能性が大きいと予測されます．この付近の過敏は，それこそ指で行う脱感作はできません．少しずつ食べ物で慣れていくのを待つか，または「おもちゃしゃぶり」や「おもちゃなめ」などを促して，異物を受け入れられるようになるのを待ちましょう．

　外側の歯ぐきの脱感作は，一般的な方法と同じように，お母さんの指の腹で歯肉をしっかり触ってそのまま動かさず，本人が慣れるのを待つようにします．

　R君の場合，これを半年くらい行ったところ，歯ブラシを受け入れ，歯磨きもできるようになりました．また，いままでなかった指しゃぶりが始まり，少しずつ口の奥の過敏がとれてきたようです．それに伴い，ミルクや食べ物の嘔吐も減ってきました．まだときどきは吐くそうですが，お母さんの心配な気持ちも，少し軽くなってきたようです．

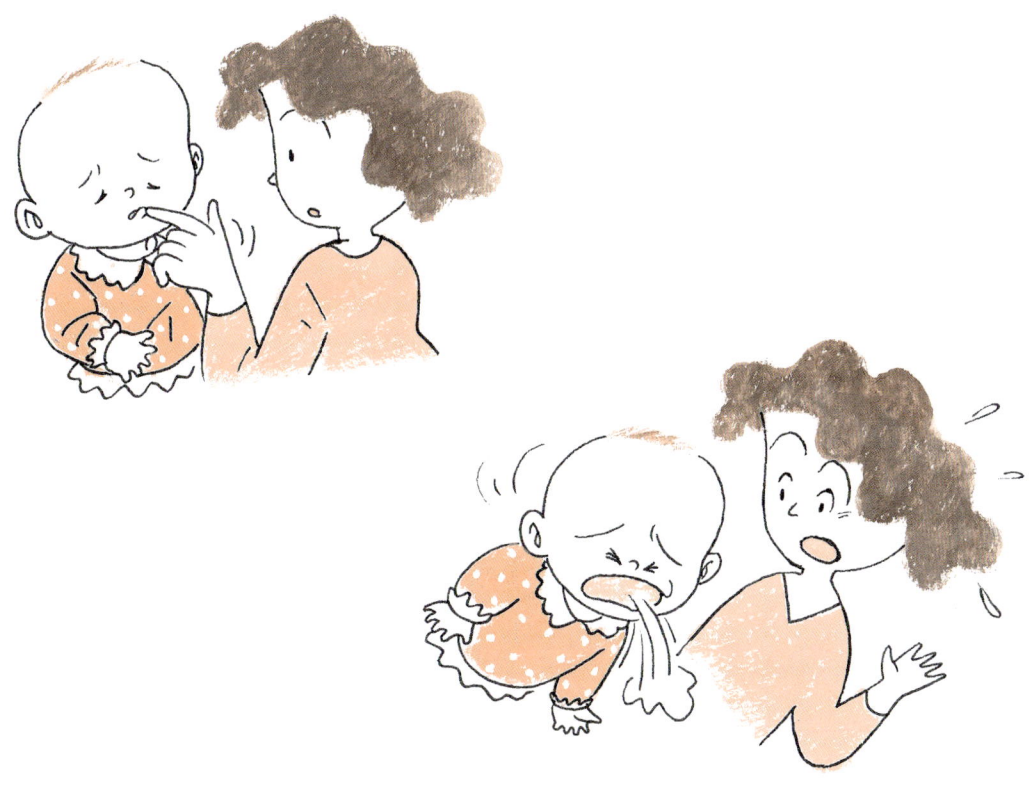

## 1章　こんなことに悩んでいます！

# 10. 美味しい物を食べさせたい！

　28歳のUさんは重度の脳性麻痺で，頻繁にけいれんの発作が起きてしまいます．けいれんを抑える薬を飲んでいるので，摂食外来に来るときも，よく眠ったまま到着するため，なんとか眠気をさまさせて指導を開始します．持ってくるお弁当はとても美味しそうで，Uさんが食べやすいように軟らかいメニューなのですが，噛むことができないので，食べるのが大変かな？と思われるものもあります．

　お水もトロミなどをつけずに飲ませていますから，実際にむせてしまうこともよくありました．また，上顎が高く（高口蓋），しかも舌を上顎に力強く押しつけることができないために，食べ物が上顎にくっついてしまう様子も見られました．そうなるとお母さんは，大きな綿棒でぬぐい取ってあげていました．

　何度か摂食指導を重ねるなかで，「普通食を刻んだ物は，咀嚼ができないので丸呑みになってしまって危ないこと」「水分は口の中で流れが速いのでむせやすいこと」などをお話していきました．

　けれどもお母さんは，長年の経験でわかっていたのです．そのうえで「だって先生，美味しい物を食べさせてやりたいじゃないですか」とおっしゃるのです．Uさんの場合ほど，「親心をわかってあげたい」という気持ちと，「医療者として客観的に判断しなければいけない」という気持ちの間で，指導方針が揺れ動くことはありませんでした．

　お母さんは「いままで摂食のことは誰も教えてくれなかったから，全部自分で工夫しながらここまでやってきたんです．赤ちゃんのころは鼻からのチューブだったのですが，なんとかペーストが食べられるようになって．でも，また食べられなくなった時期もありました．それでやっといまは家族と同じものを食べられるようになって……」と，たくさんのことをお話してくださいました．

　このように苦労してきたお母さんに，あれこれ指導するのは心苦しいものでした．

　指導が進むなかで，機能段階や障害の程度を確認するため，VE検査を行いました．喉（咽頭）は非常にきれいな状態で，食物の残留や誤嚥も見られませんでした．食事による喘鳴や肺雑音はなく，$SpO_2$（動脈血末梢酸素飽和度）も安定していたことから，食事介助の方法や姿勢などの環境整備に気をつけ，食物の形態はこのままで様子をみることにしました．

口唇が閉じられず舌を出しながら嚥下していることから，口唇や顎の閉鎖介助を行うことと，筋に刺激を入れるための口唇訓練，頰訓練，舌訓練を毎日行うことにしました．現在は，飲み込みが悪いときにはふだんより軟らかいメニューにするなど，さらに工夫が進み，むせずに食べられる日々が続いています．また，訓練の成果でしょうか，口唇が閉じられるようになり，舌による押しつぶしの動きもでてきました．

　初診からいままでの3年間，ずっと家では布団に寝かせたままの食事が続いていたのですが，「最近，車椅子に座らせて食べるようにしてみているのですよ」ということばも聞かれ，地道な摂食指導の大切さを感じることができました．

　姿勢を起こすと口の動きにも変化が見られます．首が上を向いてしまう姿勢では，下顎の位置が後ろに下がり，口が閉じにくくなります．また，舌は伸筋なので，外に出やすくなります．姿勢を起こすことにより，それらが改善され，口を閉じながら食べることも増えてきました．

　大人になっても摂食機能を獲得したり，改善していくことはできます．けれども，やはり子どものころに行うほうがよくなる可能性が高いといえます．大人になると老化の影響も考えなくてはならないため，できるだけ早くから摂食指導を始められるとよいと思っています．

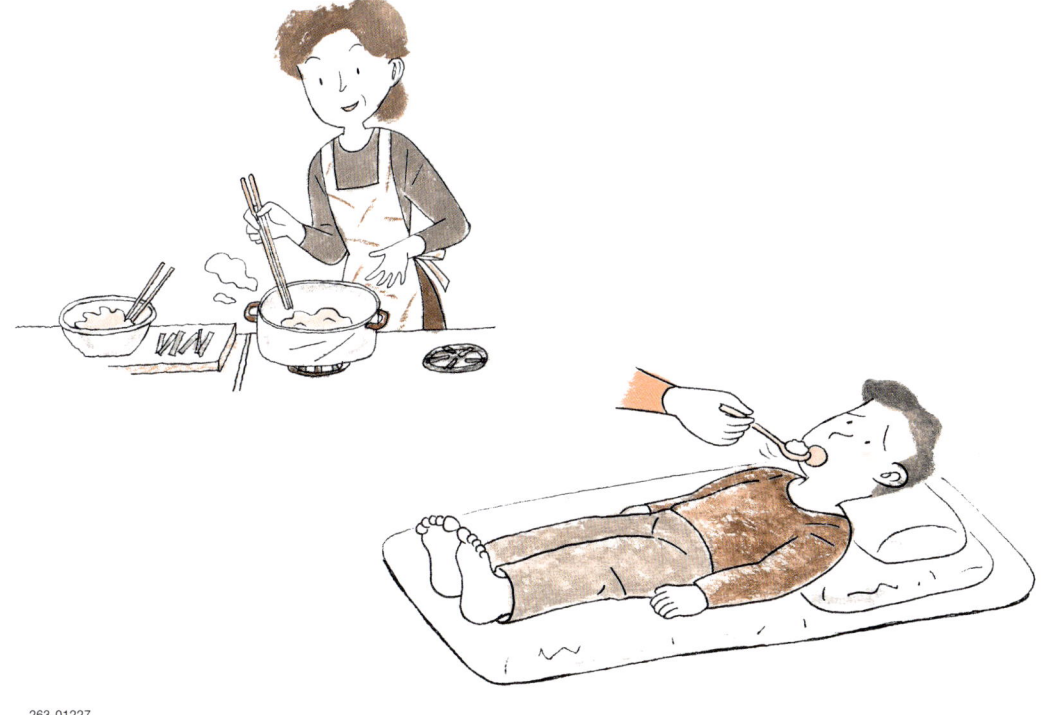

## 1章　こんなことに悩んでいます！

# 11. 周りが見えていない

　Nさんは22歳，自閉傾向がある女性です．てんかん発作があり，転んだときに頭を打たないよう，ヘッドギアをつけて生活しています．ことばを話すことはなく，いままでに知的能力の評価をしたこともないので，こちらの言っていることをどれくらい理解しているのか，よくわかりません．

　Nさんは施設で生活しています．病院の外来など，場所が変わるとまったく食べようとしないとのことです．そこで，施設のお昼の時間に訪問し，いつもの様子を見せてもらうことにしました．

　施設の食堂では，40人くらいが一緒にお昼を食べているので，とても賑やかです．Nさんは配膳の窓口から食事を渡されると，一目散に自分の席まで行き，なんとその後，一気に食べ，5分くらいで食べ終わってしまいました．普通食を食べていますから，それこそ大きな塊を口に詰め込んで，ほんの数秒で飲み込んでしまっているのです．

　Nさんは咀嚼ができるのかできないのか，その判断もしきれないうちにご飯もおかずもなくなってしまいました．施設の職員の人は，「咀嚼できていないようなので，普通食のままでよいのか，迷っています」とのことでした．また，「Nさんはいろいろなことを受け入れられないのではないか？　摂食指導も効果はないのではないか？」とも思っているようでした．

　食事後のNさんは，食堂の整理整頓をするのが決まりごとのようです．すべてのテーブルと椅子を寸分の違いもなく片づけないと気がすまず，やらせてあげないとパニックを起こしてしまうのです．その日も，食後に食堂内の片づけをしているとき，ほかの人が邪魔をしたため怒ってしまい，はじめから何度も繰り返すということをしていました．

　まず，Nさんの一連の行動が終わってしばらくしてから，咀嚼が必要な食品を使って，食べ方の確認をしてみました．

　最初は，比較的軟かめのバナナです．Nさんはあの長いバナナを一気に口に入れ，止める間もなく押し込むように飲んでしまいました．大丈夫なんだろうか？と心配になりましたが，本人はいたって平気です．

次に，いつも食べているという，おやつのスナック菓子にチャレンジしてみました．すると，やや硬くて乾燥したスナック菓子だと，よく咀嚼をするのです．つまり，Nさんは咀嚼という機能をもっているにもかかわらず，よほど飲み込みづらい食品以外，咀嚼機能を発揮していないと考えられました．また，一気に食べ物を口に入れてしまうことから，自分に合ったひと口の量がわかっていないものと思われます．そして，一見，みんなで一緒に食べているようだけれども，結局は自分だけの世界の中で，食事だけに集中してしまっていることも，早く食べてしまうことの要因かと思われました．少し周りに注意を向けるようなかかわりが必要なのかもしれません．

　そこで，おやつの時間には，バナナやスナックなど，長い棒状の食品をかじりとって，飲み込んでから次のひと口を食べるという練習を始めてもらいました．また食事中には，Nさんからの返事はなくとも，コミュニケーションをとるように話しかけながら食事をするということを試みてもらいました．

　「絶対効果がある！」という確信をもてないままに始めたのですが，予想に反して，少しずつNさんに変化が現れてきました．落ち着いていれば，バナナをかじりとるようになり，また食事中に職員が話しかけると，顔を見てニコッとするようにもなったのです．

　「いままであきらめてしまっていて，改善に取り組まなかった」という反省とともに，Nさんと笑顔のコミュニケーションがとれるようになったことは，とても大きな喜びになりました．

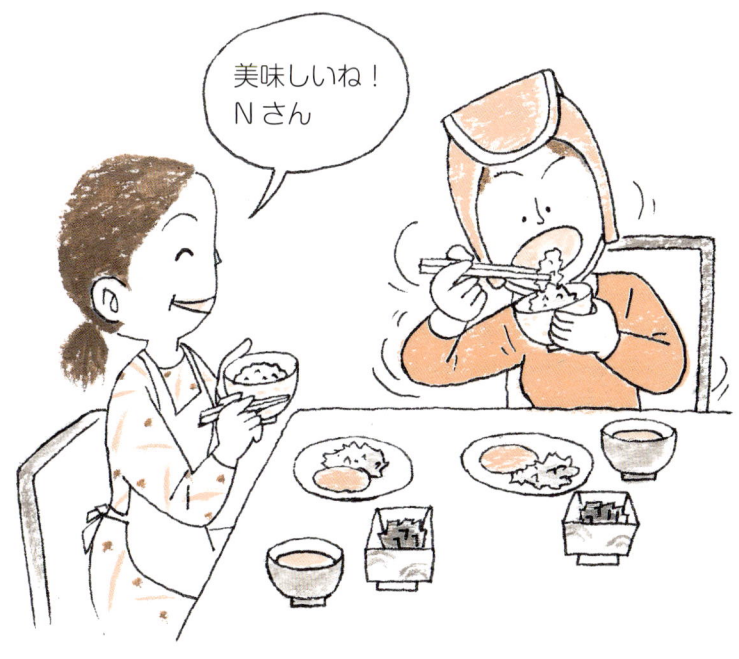

## 1章　こんなことに悩んでいます！

# 12. 自分で食べられるようになってほしい

　C君には軽度の知的能力障害があります．いま，小学校3年生で，学校ではみんなと一緒に給食を食べています．担任の先生からは「自分でなんでもできるように，食事も一人で食べさせるようにしてください」と言われています．でもC君は，まだあまり上手に食べられず，先生に「食べさせて」とお願いすることもあるようです．

　家では，C君一人で食べさせると口の中いっぱいに食べ物を詰め込み，目を白黒させてしまうことがほとんどです．お母さんは，「危ないなあ」と思って，つい介助してしまっているとのことでした．でも，お母さんも，「もう小学生なんだから，ちゃんと自分で食べられるようになってほしい」とも思っています．

　C君はどのようなことが原因で，上手に食べられないのでしょうか？　また，どんどん自食をさせるべき時期なのでしょうか？

　お母さんが言うように「詰め込んでいる」とすると，まだ自分のひと口量がわかっておらず，前歯でのかじりとりができていない可能性があります．そこで，学校での給食の様子をビデオに撮って持ってきてもらい，C君，お母さん，担任の先生と一緒に見てみることにしました．なぜなら，本人だけでなく，お母さんと学校の先生の気持ちや方針がずれてしまうと，食べる機能の発達をサポートしていくのは難しいからです．

　ビデオにうつっている給食のメニューは，「食パン」「卵焼き」「肉野菜炒め」「リンゴ」でした．食パンは柔らかいせいか，半分にちぎった後，口に入れようとするのですが，C君の口よりもそのパンは大きいので，ギューッと手で押し込んでしまいました．また，あまり噛んでいない様子です．

　4センチ角の卵焼きは，右手に持ったフォークで食べようとします．そのままではC君の口にとっては大きすぎるのですが，これまたフォークを口の奥に入れ，ひと口で放り込んで無理やり飲み込もうとしていました．肉野菜炒めは，スプーンで食べようとします．でも上手に乗せられないので，顔をお皿に近づけてかき込むようにしていました．また，口からこぼれる肉や野菜を，左手の指で入れ込む仕草もときどき見られました．肉は噛み切れないのか，出してしまったりそのまま飲み込んでしまうこともあるようです．

短冊状に切ったリンゴは，硬いせいか半分のところでかじりとり，比較的よく咀嚼していましたが，ひと口の量が多いせいでしょうか，咀嚼に相当な時間がかかっています．

　やはり，いまはまだ完全に本人任せにしてしまわないで，介助で咀嚼の動きやひと口の量を覚える練習を行い，それと同時に手と口の協調運動などの自食の練習をするべき段階のようです．けれども担任の先生には，「もう3年生にもなったのに，介助で食べさせるなんて，後戻りしているようでできません」とおっしゃって同意していただけませんでした．どうも多くの学校では，「自立」という言葉をとても重んじるようです．

　ここで，考えてみてください．スプーンやフォークなどの食具を使えることだけが自立でしょうか？　食具を使って自分で食べさせることを急ぐあまり，「口の自立」が置いていかれているのではないでしょうか？

　口に食べ物が入っても，それを十分に咀嚼できなかったり，詰め込みすぎて目を白黒させてしまうのでは，自立できているとは言えないのではないでしょうか？　そのような意味を込めながら，担任の先生とお母さんと一緒に，これからどうしていったらよいかを話し合いました．

　C君の未来はこの先長いのです．大人になったときに，食べ物をたくさん詰め込みすぎて危ない目にあわないよう，そして十分に咀嚼してなんでも美味しく食べられるようにするには，学校に通っているいまこそが，練習するチャンスなのではないでしょうか？

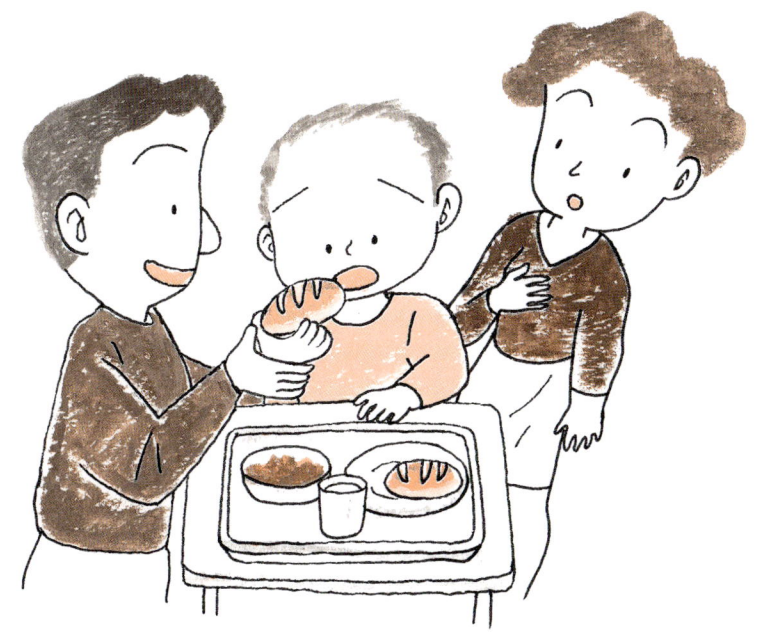

**1章** こんなことに悩んでいます！

# 13. わざと口から出しちゃうみたい

　5歳のダウン症Nちゃんのお母さんの悩みは，Nちゃんがどんな食べ物にも興味を示さないことです．口に入れると，「プー」っと吹き出してしまい，ときにはお母さんや療育施設の先生の顔に向かって吹き出すこともあります．

　Nちゃんは口から栄養がとれないので，胃瘻という方法を使っています．胃瘻になったきっかけは，2歳のときに心臓病の手術で入院したのですが，それまで普通に食べていたのに，急にミルクも食べ物も受けつけなくなってしまったからだそうです．お母さんは，Nちゃんが口から吹き出すのは，飲み込む力がないから？誤嚥しているから？などと，心配でたまらないようでした．

　摂食指導室にバギーに乗って入ってきたNちゃんは，周りをキョロキョロ見回し，とても落ち着かない様子です．顔に触ろうとすると，ものすごい勢いで首を振り，手でぶったり，足でけったりするようなしぐさをしました．どうやら接触刺激に対する拒否か過敏があるようです．また，口の周りには涎がたくさん出ていますが，むせたり，ゼイゼイするような呼吸音はありませんでした．

　お母さんがヨーグルトを食べさせようとすると，口を固く閉じ，その隙間からお母さんがスプーンを入れ込むと，直後に舌を出しながらヨーグルトを「プー」っと吹き出してきました．Nちゃんは見るからに元気いっぱいで，熱を出すこともあまりなく，肺炎になったこともないということです．

　誤嚥の心配はないのではないか？と思いましたが，涎をぜんぜん飲み込んでいないことから，飲み込む力が弱いという可能性もあります．お母さんから，「来年小学校だけれど，胃瘻だと誤嚥の心配があるから，給食を出してもらえないそうです．検査してもらえますか？」と検査の希望がありました．そこで後日，VF検査（嚥下造影検査）を行うことになりました．

　VF検査では，飲み込むときの舌の動きはよくないものの，誤嚥はしていないことが確認できました．検査の結果やいろいろな情報から，Nちゃんの問題は，「食べ物への興味がない．食べることに拒否感をもっている」ことだと考えられました．

もしかすると，手術のための入院中に，食べることで嫌な思いをしたのかもしれません．また，長期に及ぶ胃瘻からの栄養摂取で，口から食べることに興味がなくなってしまったのかもしれません．あるいは，食べさせようとするお母さんや施設の先生の熱意が負担になってしまっていたのかも……？

　そこで，いまはいろいろなことを受け入れていく準備の時期だと考え，「口や顔，体に触れられることに慣れさせること」「好きな味をみつけること」「少しだけ味見をさせて，あとは本人が食べたがるまで待つこと」などから始め，決して焦らないことをお母さんと約束しました．

　その後3ヵ月もたったころでしょうか．ある日お母さんから電話があり，「先生，聞いてください！　この前風邪をこじらせて入院したのですけれど，そのときほかの子どもたちが食べる様子をじっと見ていたせいでしょうか．退院してきてから急にいろいろな物を食べたがるようになりました！」と嬉しい報告がありました．

　お子さんによっては，このようにほかの子どもが食べている様子を見る，一緒に過ごすなどといった何かのきっかけで，突然食べ始めることもよくあります．無理強いしても，ますます食事が嫌いになるだけかもしれません．お子さんが自ら「食べたい」と思うまで，待ってあげることが大切なのです．

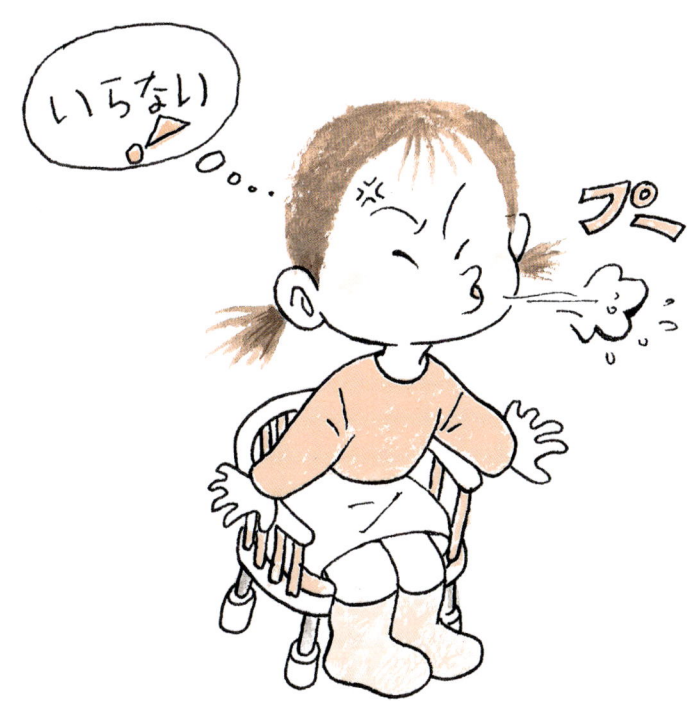

1章　こんなことに悩んでいます！

# 14. 舌がハート型なのはなぜ？

　Iちゃんは脳性麻痺の5歳の女の子です．麻痺の程度は軽く，自分で食事をすることができます．ただ，右手に軽い麻痺があるので，スプーンは左手で持つようにしています．
　摂食指導には，食べこぼしがあるので自食の練習をしたいという希望で来院しました．来年は小学校に上がるということも背景にあるようです．

　持ってきたお弁当を食べてもらいました．確かに，手と口の協調運動が少し上手でないところはありますが，食べこぼしてしまうのは，取り込むほうの口にも問題があるかもしれません．自分で持っていったスプーンが口に入っても，そのあとポロッと食べ物のかけらが口から出てきてしまいます．けれども，ふだん口唇はしっかり閉じられており，そんなに口唇の筋肉が弱いような感じはありませんでした．
　舌の動きはどうかなと思い，Iちゃんに口を開けてもらいました．普通食を小さめに刻んだお弁当を食べていましたが，開けてもらった口の中には，少し食べかすが残っていました．顎が複雑に横に動く様子から，咀嚼はできていると思われましたが，その力は十分ではないようです．
　それとともに，「アーン」と開けてもらったとき，Iちゃんの舌は先端が少し引っ込み，いわゆる「ハート型」をしていることがわかりました．「舌小帯強直症」といって，舌の裏側にある帯が短いか，舌の先のほうに付着していることが原因で，舌の先端が引っ張られてしまうためにハート型になるのです．
　小児歯科の先生のなかには，「すぐに舌小帯を切りましょう」と言う場合もあるのですが，Iちゃんの場合はどうでしょうか？
　舌小帯を切るか切らないかは，口の機能にどれくらい影響しているかによります．舌がハート型になるほど裏側に引っ張られているということは，舌の動きが制限されている可能性があります．もしそれが，食べたり話をしたりすることに大きく影響するならば，切ってしまったほうがよいと考えます．
　Iちゃんが食べているとき，口に入った食べ物がポロッとこぼれてしまうのは，舌で食べ物を受け取りきれていないことが想像されます．

また，口の中に食べかすが残っていることからも，咀嚼時の舌の動きが不十分であることもわかります．

　さらに，Iちゃんはおしゃべりできるのですが，いわゆる「舌っ足らず」な発音になっていました．ことばの先生（ST：言語聴覚士）によれば，「ことばを獲得する時期に舌小帯強直症があると，正確な発音を覚えられないことがある」のだそうです．Iちゃんの場合，どうやら切ってしまったほうがよさそうです．

　「舌の小帯を切る」というと，何やら恐ろしそうと思われるかもしれませんが，この治療に慣れた小児歯科専門の先生であれば，まったく問題なく行える簡単な処置です．口の中の形や環境，そして機能の両方を考えてくれる，信頼できる小児歯科の先生の治療を受けることが，とても大切なことと思います．

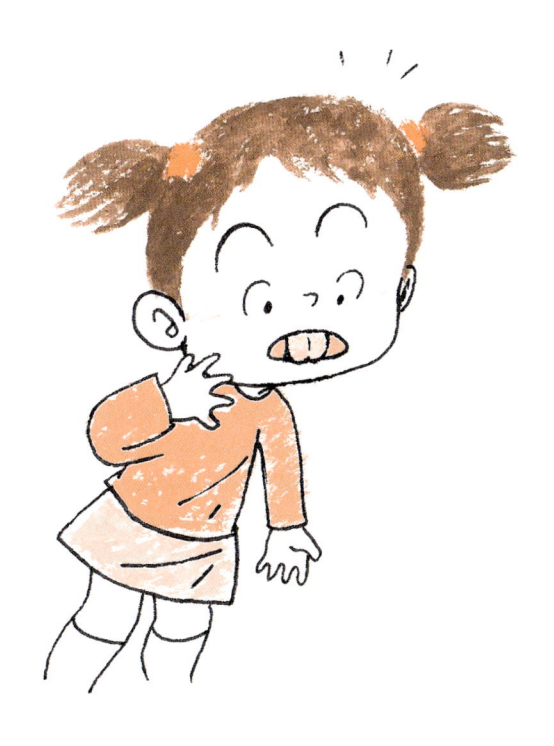

1章　　こんなことに悩んでいます！

# 15. 生まれてから一度も食べ物を味わったことがない！

　Tくんは3歳，代謝異常の男の子です．

　重度の障害があり，生まれてからずっと病院に入院しています．胃が捻転していて，胃の内容物が逆流し，よく嘔吐して何度も誤嚥性肺炎を繰り返しています．生まれてすぐに栄養を摂るためのチューブが鼻から入りました．それ以来，お母さんのおっぱいはおろか，口からミルクを飲んだり食べ物を食べたりしたことは一度もありませんでした．

　お母さんや主治医の先生たちは「早く口から食べさせてみたいなあ」と思っていましたが，逆流を止めるための胃の入り口を縛る手術をしたり，胃瘻の手術をするたびに体調を崩し，なかなか始められないでいたそうです．けれども，最近になってようやく体調が落ち着いたため，摂食指導の依頼を小児科の先生がしてくれました．

　入院している病院から簡単には外出できないので，摂食指導は訪問で行います．

　病室に入っていくとT君は，ベッドの上で手足をよく動かし，ときどき笑ったりしていました．しかし唾を飲み込めないのか，口から泡状の唾がたくさん出ていました．はじめに体，顔，口の順番で過敏の検査をしていくと，体は大丈夫なのですが，顔や口を触られるのはとても嫌なようでした．特に，口の中の歯ぐきを触ると，必死で顔をそむけようとします．

　T君には歯が生えていましたが，いままで一度も歯を磨いたことがなかったそうです．「口から食べていないから，磨かなくていいかな」とお母さんも，病棟の人たちも，思っていたとか……．しかしT君の口の中は，胃からの嘔吐物で歯の表面が溶けかかり，歯石も大量についています．口の中にも強い過敏があるため，歯ブラシを嫌がってしまいますが，少しずつ慣れさせていかなくてはなりません．T君が今後，口から食べていくためには，その前準備として，行わなければいけないことがいくつかありそうです．

　「誤嚥性肺炎の予防と歯の健康のために，口腔ケアを開始する．歯ブラシの刺激は強いので，ガーゼやスポンジブラシなどを応用するところから始める．過敏を取るための脱感作を行う」といったことです．

　また，赤ちゃんのころから指しゃぶりやおもちゃしゃぶりをしたことがなかったため，

口への刺激が極端に足りないと思われました．そこで，誘導して自分の指をなめさせたり，タオルやおもちゃをなめさせたりするようにしました．

　脱感作の効果が表れて口に触れるようになったころ，嚥下促通訓練としてのガムラビング（『上手に食べるために』83 ページ，CD-ROM 参照）と味覚刺激法（『上手に食べるために』88 ページ，CD-ROM 参照）を取り入れることにしました．味覚刺激法は，甘味などの味物質だけを下唇の内側に塗りつけ，出てきた唾液の嚥下を促す方法です．

　お母さんに「どんな味がいい？」と聞くと，「えー？　Tはいままで一度も食べ物を味わったことがないから全然わからない」というお返事です．

　ひとまず用意したイチゴ味の飴をほんの少し，下唇の内側に塗ってみました．するとT君は，いままで見たこともないような満面の笑みを浮かべてくれたのです！　そのときのお母さんの嬉しそうな顔も忘れられません．「Tがこんなに笑ったのを見たことがない」．そこに居合わせた全員がびっくりしました．いよいよここから，T君の摂食への第一歩が始まるのです．

　味覚刺激法には，甘い味がよく使われます．甘味は赤ちゃんが本能的に美味しいと感じる味であり，吸啜（おっぱいを吸う動き）の反応が出る味だからです．けれども，なかには甘い味を好まないお子さんや，かなり薄味でないと拒否してしまうお子さんもいます．その子その子が好む味を探してあげることが大切なのです．

　なお，少量であってもアレルギーや摂取してはいけない食品があることも多いので，必ず安全確認をしてください．

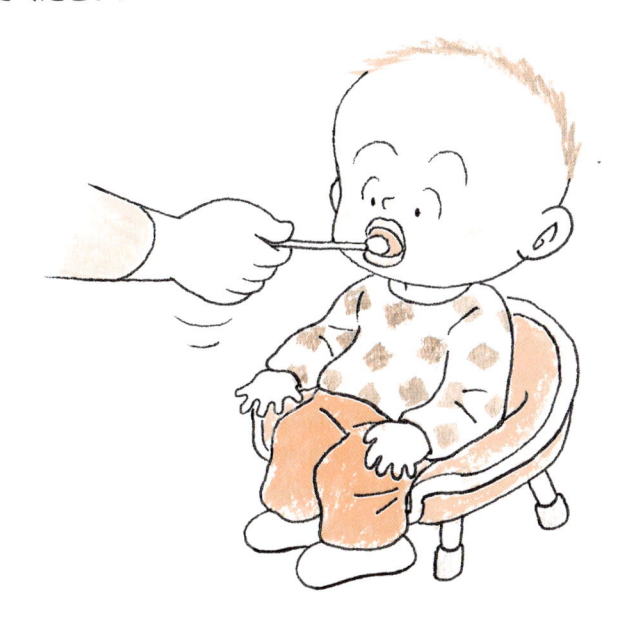

1章　こんなことに悩んでいます！

# 16. 食べるときに　　ピチャピチャ音をたてる

　13歳のR君はダウン症です．特別支援学校の中学部に通っています．
　R君のお母さんは，R君が生まれて少しして亡くなってしまいました．R君の家族は，お父さん，おばあちゃんと，寝たきりで病院に入院しているおじいちゃんです．お父さんはおばあちゃんと協力しながら，いままでR君を育ててきました．
　最近，学校の先生から，「R君の食べ方について相談したい」と，お父さんに連絡がありました．お父さんは，「Rは普通の食べ物を食べているし，喉に詰まったりしたこともないし，どうしてかな？」と思いましたが，仕事が忙しくてなかなか先生に会うことができません．そこで，代わりにおばあちゃんが学校に出向くことになりました．
　学校の先生はおばあちゃんに，「R君は給食のとき，軟かい物，たとえば雑炊とか食パンだと，ピチャピチャ音をたてて，いつまでも食べ物が口の中に残っているんです．それにそういうときは，あまり噛んでいないようです．パンなんて上顎に張りついているんですよ」と言うのです．
　おばあちゃんは「そういえば……」と思いあたりましたが，「たくさん食べているのだから安心，安心」と，いままであまり気にしていなかったのです．お父さんは毎日帰りが遅くてR君と一緒に食事をすることが少なく，まったく気づいていませんでした．でも，おばあちゃんは，学校の先生に言われてすっかり心配になってしまいました．そこで，たまたまかかりつけの歯医者さんが摂食指導をしていたので，相談することにしました．
　家で気づかなかったように，R君は普通食を咀嚼して食べています．ただ，学校の先生が言うように，ちょっとでも軟かい物だと，ピチャピチャ音をたてる，いわゆる吸啜の動きが出てしまうようなのです．
　ピチャピチャ音がするのは吸啜かな？と疑った場合，そのような食べ方をしているときの舌と口唇の動きをみます．軟かい食べ物が口に入ったときのR君は，上下の唇を開け，舌を前後させながら食べ物を上顎に押しつけている動作を繰り返しています．すぐに飲み込むわけでもなく，しばらく口の中で遊んでいる感じもします．
　そうなのです．咀嚼ができるのに，ピチャピチャするような吸啜動作をするのは，口の中で食べ物を使って遊んでいる可能性が大きいと考えられます．

263-01227

そういうお子さんは，指しゃぶりの経験が少ないとか，口を使った遊びをしてこなかったということがよくあります．現にR君も，赤ちゃんのころからいままで一度も，指しゃぶりをしたことがなかったということでした．

　指しゃぶりは口の発達にも大切ですが，心の発達や情緒を安定させるためにもとても重要な行為だということが知られています．R君の場合，お母さんが小さいころに亡くなってしまい，甘えられなかったことも，食べ物を口の中で遊ばせてしまう一つの要因かもしれません．お父さんもおばあちゃんも愛情いっぱいなのですが，いかんせんお父さんは仕事に行かなくてはいけないし，おばあちゃんは寝たきりのおじいちゃんの世話があり，なかなか遊んであげる時間がありません．R君は，口の中で食べ物をピチャピチャさせて楽しむことで，そのさびしさを紛らわせていたのでしょうか？

　R君は大人しくて手のかからないお子さんなので，家でも学校でも，食事のときは静かに一人で食べていました．でも，これからはR君へのかかわりを増やすよう，必ず誰かが一緒に食べ，ピチャピチャし始めたら話しかけて気持ちを外に向けるようにしてみました．

　このようなかかわりを始めてから1ヵ月，まだその効果はわかりませんが，少なくとも，誰かと一緒に食べているR君には，以前より笑顔がみられるようになってきています．

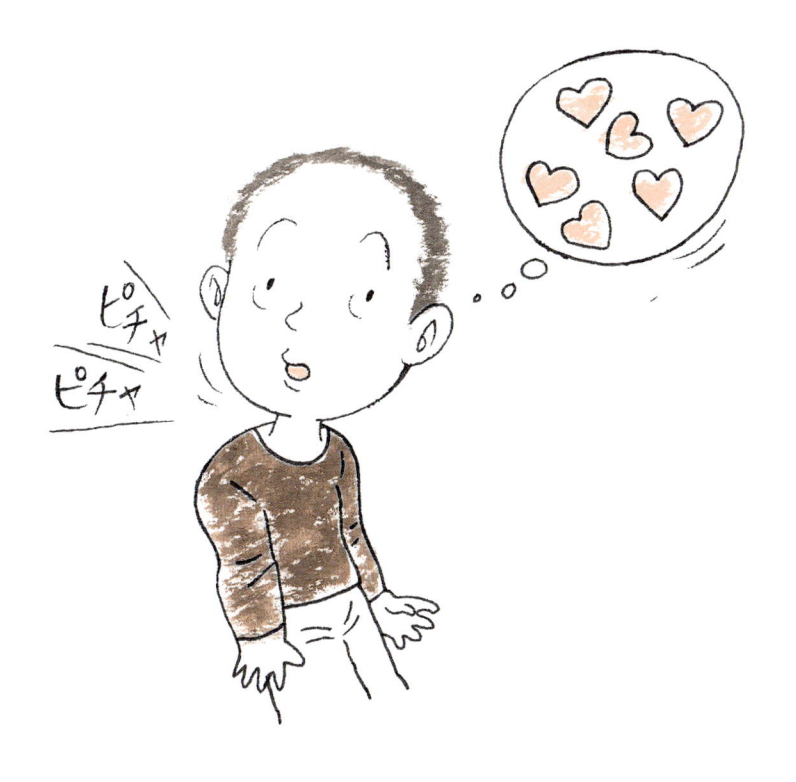

1章　こんなことに悩んでいます！

# 17. 持ちやすいように，曲がったスプーンを使わせている

　食事をするときの子ども用のスプーンには，実にさまざまな種類があります．また，手の機能に障害がある人向けのスプーンも，たくさん売られています．でも，どういう場合に，どういうスプーンを使ったらよいのか迷うことはありませんか？

　Aちゃんは7歳，アテトーゼ型脳性麻痺の女の子です．
　自分で食事をしていますが，まだ上手にできず，食べこぼしてしまうことがあります．スプーンを使って食べようとすると肘が後ろに引けてしまい，スプーンを口の正面に持ってくることができません．手に持ったスプーンのほうに顔を向けて，なんとか食べ物を口に入れています．
　「アテトーゼ型の脳性麻痺なので，こういう食べ方をしてしまうんです．だから，口元に届くように，柄が長くて曲がっているスプーンを使わせています」と，お母さんは説明してくれました．学校の先生のおすすめだそうです．
　確かに，アテトーゼ型脳性麻痺の人の食事のときの姿勢について，お母さんが言うようなことが書かれている本もあります．もちろんそのような姿勢パターンの人は多いのですが，でははたしてそれは改善しないものなのでしょうか？

　ためしに，Aちゃんにパンを手づかみで食べてもらいました．すると，スプーンを使うときよりも，肘を引かないで口元にパンを運ぶことができています．つまり，スプーンという道具を使わないときには，口の動きに合わせて手を協調させて食べることができているわけです．ところが，スプーンという道具を操作する段階になると，より複雑な協調運動が必要になるので，肘が引けてしまうのでしょう．
　実は，これはアテトーゼ型脳性麻痺の人だけに特有なわけではなく，これと似たような動きは，すべての人の発達段階で，自食機能を獲得するころに見られるものなのです．しかし通常，それはほんの一時期のできごとであり，周りも見過ごしてしまいます．しかし障害のあるお子さんの場合には，その時期が長く続き，強く定着してしまうことがあるのです．

柄の長い曲がりスプーンでは，かえって肘の位置が引けたままの姿勢を固定してしまうことになりかねないので，むやみに使わせることは避けたほうがよいかもしれません．

　そう考えると，Aちゃんのようにまだ発達段階にあるお子さんの場合には，肘の位置が前の方にくるよう誘導していくことで，口と手の協調運動を上手に獲得していける可能性があります．

　あまり早い段階であきらめずに，自食の機能を伸ばしていくことが大切です．そうすれば，曲がりスプーンを使わなくても食べられるようになる可能性もあるでしょう．

　また，ときには手の機能に問題がないお子さんにまで，柄の長い曲がりスプーンを使わせていることがあります．そうすると，食べ物を口に入れるのがかえって難しく，食べこぼしてしまうことにもなりかねません．また，自食の機能発達を邪魔してしまっている可能性もあります．

　子どもによっては身体の緊張や痙性が強い等，それぞれの特徴がありますので，子どもの発達をよく理解しているOT（作業療法士）やPT（理学療法士）の先生に相談するのが望ましいです．もし身近にそのような人がいない場合には，まず「手づかみのときの肘の位置はどうか？」を確認してください．また，「普通のスプーンでは手の動きに違いがあるかな？」ということも確認してみましょう．

　もし，肘が引けているようなら，その肘を後ろから支えて，前のほうに誘導してみましょう．この姿勢で食べる練習をしていくことで，上手な自食を促していけるかもしれません．

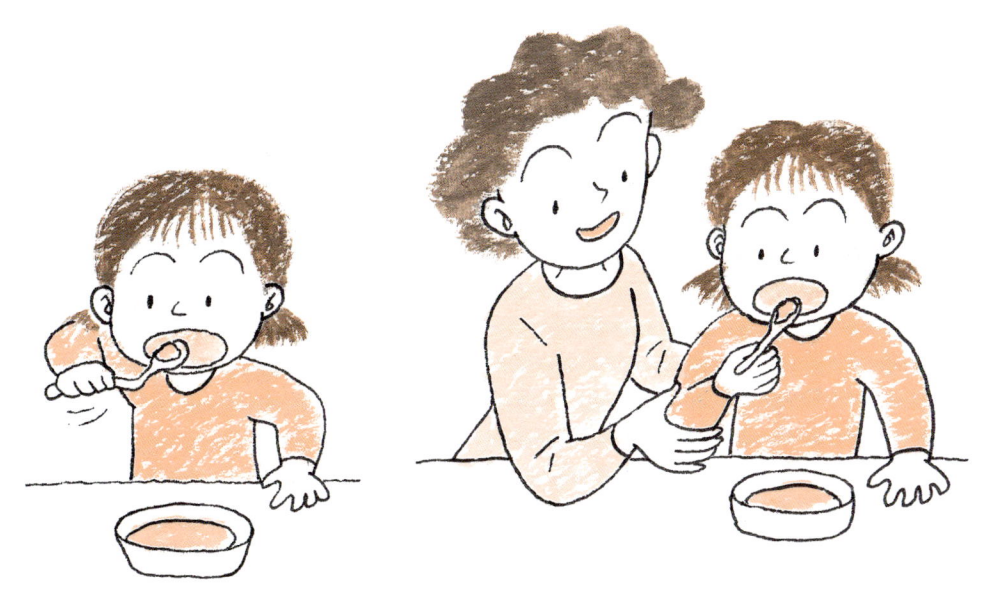

1章　こんなことに悩んでいます！

# 18. 経管依存？

　経管依存症という言葉を知っていますか？　これはここ数年言われ始めてきたもので，それ以前には聞かれなかった言葉ですが，文字どおり，「経管」に「依存」している状態のことです．

　Eちゃんは8歳の女の子です．先天性食道閉鎖症という病気のため，赤ちゃんのころから何度も手術をしています．

　口の機能に問題はないのですが，食べ物が流れていく先の食道が閉鎖しており，食べ物を食べることができないので，胃瘻という方法で栄養を取っていました．そのためでしょうか，Eちゃんはおなかがすくと，胃瘻を指さして「食事を入れて」というしぐさをします．

　やがて手術も一段落し，食道と胃がつながりました．「そろそろ口から食べ始めてみようか？」と，小児科の先生が試そうとしたのですが，Eちゃんは食べようとしません．そしてまた胃瘻を指さして食事をせがみます．「経管依存症かもしれない！」と思いました．

　Eちゃんはまだ入院していたので，入院先の病棟に訪問する形で摂食指導を始めました．Eちゃんは，長期の手術と入院生活で幼稚園や学校に行けず，いろいろな勉強がまだ進んでいないままです．また手術のために気管切開をしているので，声が出せず，ことばを話す機会がありませんでした．

　病院に行ってみると，Eちゃんはプレイルームで遊んでいます．はじめに「お口を見せて」と「アーン」をしてもらうと，どうやら歯磨きをしていない様子です．もう大人の前歯が生え始めているのに，口の中は歯石でベットリです．お母さんも看護師さんに任せっきりで，「やらなくてよいと思っていた」とのことです．口から食べていない場合には，歯磨きは必要ないと考えていたようです．

　でも，歯石はプラークという細菌の塊が固くなったものなので，歯石になる前に，しっかりケアしないといけません．いままで歯磨きをしていなかったせいか，口の中を触られることがとても嫌なようでした．また涎が多く，「唾液が飲み込めないのかしら？」という疑いをもちました．

　VE検査（嚥下内視鏡検査）で確認すると，喉（咽頭）には唾液などの貯留物はなく，とてもきれいです．どうも，口にたまった唾液を，そのまま出してしまっているようなのです．

口から食べ始めるには，まず口の中をきれいにし，食べ物の味や性状，温度などを正しく感じとれる準備をしなくてはいけません．そのため，小児歯科の先生に歯石をとってもらい，歯磨き指導もしてもらいました．そして，少しずついろいろな味で味覚刺激法を行っていくようにしました．

　でも，Eちゃんはこの8年間というもの，いっさい，味を味わったことがありません．そのせいでしょうか，味のない水はよいのですが，その他のほとんどの味を拒否してしまうのです．ときには「オエッ」と吐いてしまうこともあります．そのため，水で薄めてごく薄い味にして試してみるようにしました．

　病院を退院して半年ほどたったころ，ようやく薄味であればペースト食を数口食べられるようになってきましたが，あまり好きそうではありません．相変わらず，おなかがすくと胃瘻を指さしています．

　お母さんは，摂食指導のときに頑張って5口までは新しい味にチャレンジさせています．Eちゃんはコーンスープやみそ汁が好きなことがわかってきました．ただ，たくさんは食べられません．でもこんなふうに，少しずつ受け入れられるものを見つけていくことが大切なのでしょう．

　ただし，その頑張りがEちゃんにとってストレスにならないよう，気をつけてあげないといけませんね．

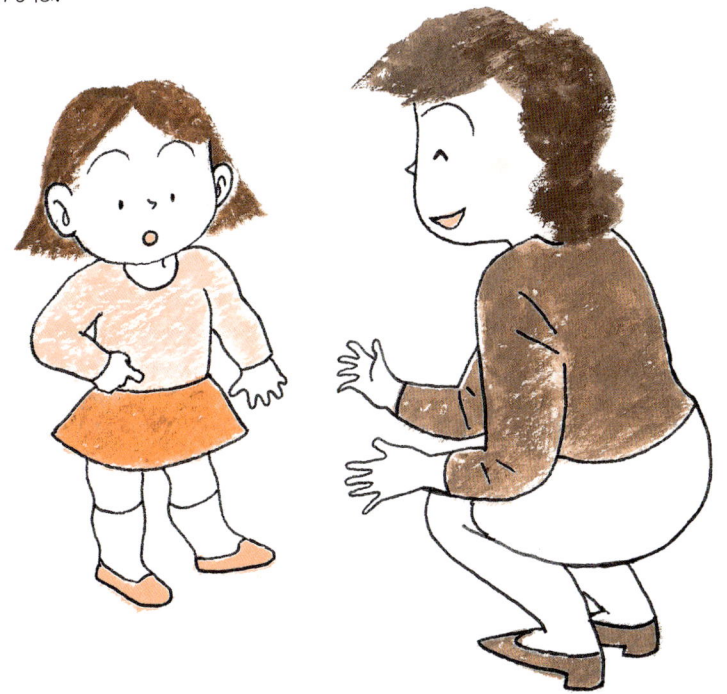

**1章　こんなことに悩んでいます！**

# 19. ママの経管依存？

　Mちゃんは，脳性麻痺の5歳の女の子です．手足はよく動かしますが，お座りができず，車椅子に乗っています．気管軟化症があり，赤ちゃんのころに呼吸困難になったために気管切開をしています．また，哺乳が上手にできなかったので，鼻からのチューブ栄養となり，それが5歳の現在まで続いていました．家では食べていないのですが，通っている療育施設では，ペースト食のお昼を食べていました．摂食指導には，そろそろ呼吸が安定してきて，口からも食べ始めているからと，主治医の先生にすすめられて来院しました．

　Mちゃんの様子をみると，常に口を閉じていて涎もなく，呼吸も安定しています．しっかり唾液を嚥下することができていると思われました．ときどき喘鳴（ゼコゼコ）が起こることがありますが，自分で咳ばらいをして気管孔から痰を出すことができます．でも痰や分泌物の量が多かったり，ねばついていて切れが悪いときなどには出し切れず，お母さんが吸引していました．また，顔や口に過敏があるようで，歯磨きは大嫌い，顔を拭くのも大嫌い……といった状況でした．

　お母さんの希望は，「安全に食べられるのどうかを知りたい．いろいろなものを食べさせてあげたい」ということでしたが，一方，「経管栄養のほうが介助で食べさせるよりも手間がかからないので，しばらくこのままでよい」という声も聞かれました．お母さんの本音をつかみきれず，方針がしっかりと定まらないまま，摂食指導を開始することになりました．

　過敏をとるため，経管からの注入時や食事時間以外の時間帯に，脱感作を行ってもらいました．半年もたったころには，顔の過敏はとれてきましたが，口腔内の過敏は強く，食事中も嘔吐することがあります．ペースト食の中に，ほんの少しでも粒が入っていたり，少しでも酸味があると，たちまち嘔吐してしまいます．鼻から経管栄養チューブが入っていることで，喉に不快感があるのかもしれません．また，5年という長期間，ほとんど口から食べていないので，「食物」という異物に対して敏感になっていたり，味覚に過敏であることも考えられました．

　「食物には細心の注意を払い，嘔吐しやすいものは避けること」「脱感作を継続してもらうこと」「食事は楽しい雰囲気で進めてもらうこと」を当面の方針としました．

摂食指導を開始して1年後に小学校に入学しましたが，給食は全量食べられるなど，摂取量が増えています．また，食物の形態に注意すれば，むせもなく食べられるようになりました．

　ここまで状態が安定したため，お母さんに「朝と晩も口から食べられたらよいですね」とお話したところ，「家族と同じ食べ物が食べられるようになったら，三食にします」とのお答えです．

　ここで，「ママが経管依存になっている？!」と思いましたが，確かに，Mちゃんには上にお姉ちゃんが一人，下に弟が二人おり，お母さんにとってみんなの世話は大変なことです．おまけにお父さんは毎晩帰りが遅くて頼りになりません．そのような状況を考えると，しばらくは経管栄養を利用するのも悪くないかもしれません．

　いまは，食事のときには，喉の違和感の原因となる経管栄養チューブを抜くようにするなど，以前よりも口から食べることに前向きになってきています．それぞれの家庭環境に合わせた，摂食指導の進め方が必要なのだと実感しました．

　経管栄養にも利点，欠点がありますが，栄養を確保するためにはとても大切な方法です．しかし，お子さんの食べる準備ができたときには，経管栄養に頼らずに口から食べられるよう，家族を取り巻く環境全体を見据えたサポートをしていきたいものです．

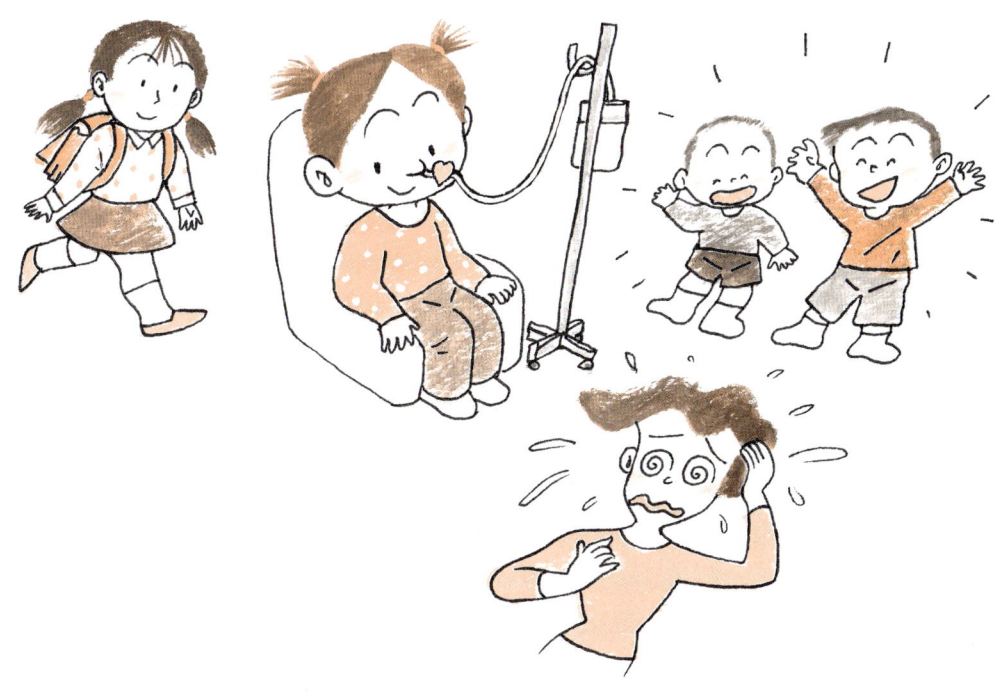

1章　こんなことに悩んでいます！

# 20. 食べるのがすごく早い

　Sちゃんはダウン症の10歳の女の子です．
　食べるのがものすごく早く，食事は5分で食べ終わってしまいます．お母さんは，「ちゃんと噛んで食べてほしい」ということと，「このまま太り続けては大変！」ということを心配しています．

　確かにSちゃんは，体重が45kgと多めです．肥満に気をつけなくてはなりません．Sちゃんはいつも家族のみんなと同じ物を食べていますが，ステーキのような硬い肉や，生野菜はそのままでは食べられないため，お母さんが小さくカットしてあげています．
　摂食指導の場面では，お母さんがバッグからお弁当を取り出すやいなや，Sちゃんはそのお弁当を奪い取り，もどかしそうに蓋を開けようとしました．やっと蓋が開くと，Sちゃんの動きはさらにスピードアップします．お弁当箱の半分を占めているご飯は，スプーン三口でなくなってしまいました．ひと口の量がとても多いので，何回かは噛んでいるのですが，ほとんど丸呑みしてしまっています．おかずのから揚げはSちゃんの口には大きめでしたが，2～3回噛んだだけで飲み込んでしまいます．みごとに5分間でお弁当箱は空になってしまいました．
　Sちゃんの食べているときの顎や舌の動きを見ていると，咀嚼するときに必要な側方への複雑な動きがでています．しかし，ひと口の量が多すぎることから，Sちゃんは自分の口に合った量がわかっておらず，どんどん奥まで詰め込んでしまうのだと思われました．また，咀嚼が未熟な段階にもかかわらず，大人と同じような物を食べ続けていることで，中途半端な咀嚼機能の段階で止まっているのかもしれません．これは，口の機能がまだ未獲得な段階のうちに自食を始めてしまったお子さんに，よくあることです．
　つまり，食べる機能の発達過程においては，離乳期にまず咀嚼の機能が獲得され，それから手と口を協調させていく自食機能が獲得されていくのです．けれどもまだ咀嚼ができていない段階でどんどん自食を進めてしまうと，Sちゃんのようなことが起きやすいのです．
　手が使えているので，一見，自食が上手にできているように見えてしまうのですが，本当にそうなのでしょうか？

自食ができるということは，口まで運んだ食べ物を，きちんとすりつぶして飲み込むまでの，一連の動きができているということです．そうでなくては，本当の意味での「上手に食べられている」とはいえないでしょう．

　Sちゃんには，まず自分に合ったひと口の量を覚えてもらうことから始めました．自食ばかりをさせてしまうと，いつまでたっても適当なひと口の量を覚えられないのです．何口かは介助を行い，食べ物がSちゃんの口に適量入ったところでかじりとらせるようにしました．そして慣れてきたら本人に食べ物を持たせ，お母さんがSちゃんの手に手を添えて，自分でかじりとらせて，口の中の食べ物を完全に飲み込みきるまで，次のひと口を入れないようにしました．

　最初はものすごく抵抗し怒っていたSちゃんでしたが，地道に毎日少しずつ続けることで，しだいに適当な量のひと口で食べられるようになっていったのです．こうなるまでに1年以上かかりました．途中でお母さんは挫折しそうになり，摂食指導に来なくなる時期もありましたが，それでも細々と続けていくことで，いつかは成果が表れるということを証明してくれたのです．

　ひと口の量がわかるようになったので，次の段階としては，咀嚼するときの舌の動きを，よりよくしていくことを目指しています．いまは，食事が始まる前に，口を開けさせて木のヘラで舌を側方に押すといった，バンゲード法の口内法（『上手に食べるために』82ページ参照）を行って，舌の筋肉を刺激する訓練を始めているところです．

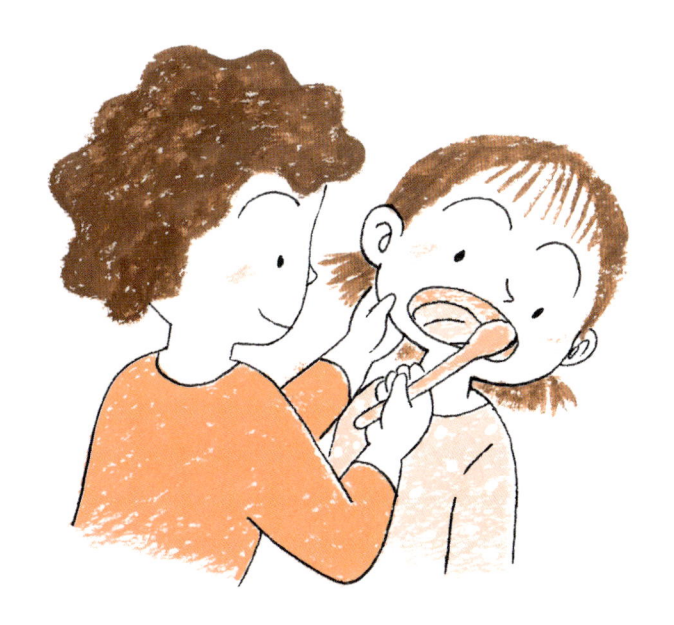

1章　こんなことに悩んでいます！

# 21. 下唇を巻き込んでしまう

　「食べ物が口に入ると，下唇を口の中に巻き込んで食べるんです．どうしてなのかしら？」．3歳のダウン症の女の子，Oちゃんのママは，この症状をとても気にしています．
　また，30歳の脳性麻痺の男性，Nさんは，上の前歯が下の前歯に比べてとても前に出ていて，そこに下唇が入り込んでいます．緊張や発作の度に咬んでしまうので下唇は傷がつき，いわゆる「咬傷」ができています．そのためか，口唇ヘルペスにもよくなってしまいます．

　下唇を巻き込む理由には，どのようなものがあるのでしょう？
　実は「食べているときに下唇を巻き込む」ことは，食べる機能が発達する過程において，多くのお子さんに見られることです．
　離乳食を食べるようになると，それまでのおっぱいを飲む動きである「乳児嚥下」ではなく，離乳の初期には口唇を閉じて飲み込む「成人嚥下」ができるようになります．成人嚥下を行うときには，舌は上顎の前方にしっかりと押しつけないといけないのですが，まだ，力や動きが未熟な時期には，舌の力だけでは不十分です．そこで，下唇を中に入れることでその上に舌が誘導され，上顎への押しつけを助けているとされています．
　これが外からは「下唇を巻き込んでいる」ように見えるのです．やがて舌の動きがよくなっていくと，下唇の助けがなくても押しつけることができるようになり，このような巻き込みは見られなくなっていきます．
　また，ときには舌の上の食べ物を喉に送り込む動きを，下唇を入れ込むことで助けている場合もあります．Oちゃんの場合には，まだ，「舌が上顎を押しつける動き」や「舌の送り込みの動き」が不十分なのかもしれません．この場合，間接的訓練のうちの「口唇訓練」で口唇をしっかり閉じる動きを，「舌訓練」で舌の上下の動きを，それぞれ引き出していくようにします．
　また，これらの動きがよくなっていっても，しばらくは巻き込むことが続くかもしれません．しかし，やがて咀嚼ができるようになっていくあたりから，この巻き込みは減っていくと思われます．

263-01227

一方，Nさんの咬み込みはどうでしょう？　彼はもう30歳になっているので，下唇の巻き込み，咬み込みは相当長く続いてきていることでしょう．前歯が出てしまっているので，形態的にも咬み込みやすくなってしまっています．

　前歯が出てしまう原因として，口唇を閉じる力が弱いこと，舌が突出してしまうことがあげられます．歯並びは，遺伝的な要因のほか，口唇や頬，舌の力のバランスで決まってくるので，特に口唇を閉じる力が弱いと，舌を外に向かって押す力に負けて前歯が押し出されてしまうのです．この状態で30年も経過してしまったため，Nさんの咬み込みは強固なものになってしまったのでしょう．

　この場合，間接的訓練で筋肉の力をつけることはもちろんですが，それだけでは不十分なことが多いでしょう．歯科的対応として，入れ歯と同じような材質の「舌突出防止装置」や「口唇巻き込み防止装置」などを入れることもできます．

　けれども20〜21ページでも述べたように，このような装置を作るためには，口の中の型を採る必要があります．過敏や強い嘔吐反射がある場合，型を採ることは難しいでしょう．そのような場合には，脱感作を行い，過敏がなくなってからアプローチします．

　Nさんに最初に作った装置はかなりしっかりしたものでしたが，Nさんは入れたとたんに舌で上手にはじき出してしまいました！　いま，担当の先生は，リベンジをねらってもっとしっかりしたはずれない装置を製作中です．

　歯科では，装置によって口の形を変えることができます．訓練だけでは改善できない部分を，装置を利用することで補えるかもしれませんね．

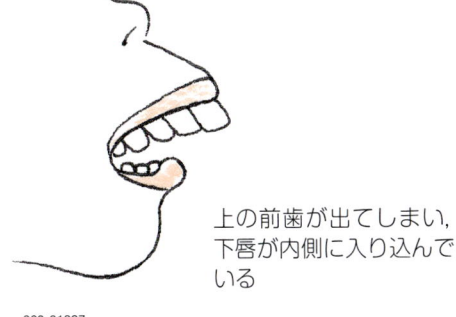

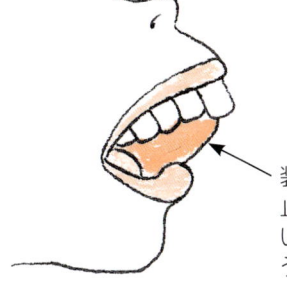

上の前歯が出てしまい，下唇が内側に入り込んでいる

装置を入れて舌突出を防止し，内側に巻き込んでいる下唇を外側に出すようにする

1章　こんなことに悩んでいます！

# 22. 寝て食べたほうがよいの？

　Qちゃんは16歳の女の子です．脳性麻痺で全身の緊張が強く，学校の教室で車椅子からずり落ちそうになってしまうことがよくあります．姿勢を保つことが難しいのです．

　お母さんは摂食指導が好きではありません．それはなぜかというと，Qちゃんは障害が重かったので，小さいころにいろいろな訓練を受けたのですが，行く先々で食べることについて，いつも違うアドバイスをされたからです．お母さんは「どうすればよいの？いったいどれが本当なの？」とわからなくなってしまい，結局は自分の考えでやっていくことに決めたのだそうです．

　お母さんは，家での食事のとき，Qちゃんを仰向けに寝かせて食べさせます．「これが一番むせないし，速いから……」と断言します．

　また，食べ物は，普通食を細かく刻んだものでした．それをスプーンに山盛りいっぱいに乗せ，Qちゃんの開いた口に入れ込みます．Qちゃんは舌突出嚥下をしていて，喉のあたりを膨らませ，舌を出しながらゴクッと飲み込むのです．

　一方，学校ではどうでしょうか？　Qちゃんの通う学校では，摂食指導がさかんです．ほとんどの先生が，食べる機能に関しての研修会に出て勉強をしています．そのため，皆，食べるときの姿勢や食形態，介助の方法などについての詳しい知識をもっています．

　そんな先生たちですから，お母さんとの個人面談ではQちゃんの食べ方について，いろいろな意見が戦わされました．「学校では，姿勢保持椅子に座らせて上体を起こして食べさせます．開けっぱなしの口に入れないで，唇の介助をして閉じさせます．食形態はペーストにしています」と伝えました．

　するとお母さんは，「学校ではそれでよいですけれど，家ではいままでどおりにします．学校の摂食指導にも行きません」と真っ向から対立してしまいました．

　先生たちは，なんとかQちゃんの食べる機能を伸ばすように，危険なく食べることができるようにと必死に給食の介助をします．

　でも，Qちゃんはとても食べにくそうなのです．食べ物の形態は安全なペーストにしたし，姿勢もよくなったし，正しい介助をしているはずなのに，どうしてなのでしょう？　お母さんの言うように「寝て食べたほうがよいの？」と迷ってしまいます．

263-01227

Qちゃんにとっては，家と学校とのギャップが大きすぎたのでしょう．朝食と夕食は家で寝た姿勢，昼食は学校で座位でと，まるで正反対のことを1日の間に行っているわけですから，Qちゃん自身，どちらの食べ方で食べたらよいか，わからないのかもしれません．

　また，家での食べ方のほうが長く続いています．Qちゃんはもう16年間それを続けているのですから，そちらのパターンが定着しつつあるのだと思われます．

　16年間というのは，短い時間ではありません．食べる機能についていえば，長過ぎるともいえます．でも，たとえばQちゃんの症状である舌突出嚥下は，不適当な姿勢や食べ物の形態が原因の「作られた障害」といえないでしょうか？

　これらの環境を変えるだけでも，ある程度食べる機能が改善し，機能獲得することができたお子さんがたくさんいます．

　今後，なんとかお母さんと学校の先生との意見をすり合わせることで，Qちゃんのためによい方向に進んでくれたらと思っています．

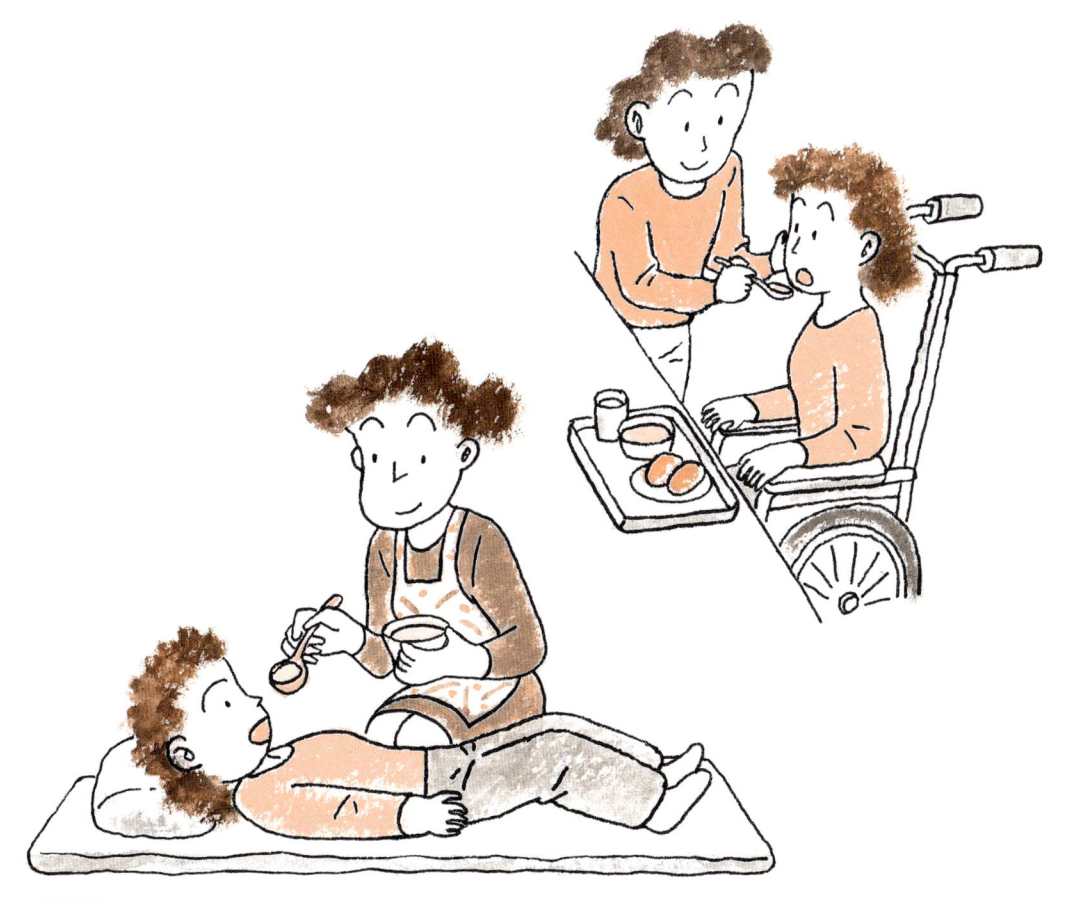

**1章** こんなことに悩んでいます！

# 23. 噛めるの？

　Rちゃんは食事のとき，いつも舌が出てきます．それがお母さんには気になって仕方がありません．

　Rちゃんはいま2歳です．脳性麻痺と診断されていて，体の右側に少し麻痺があります．

　ペースト食を食べているときのRちゃんは，ときどき舌を出しながら食べています．よく見ると，口が開きっぱなしで，舌を前後に動かして食べているようです．これはいわゆるおっぱいを飲んでいるときの口の動きと同じで，「乳児嚥下」をしていると考えられました．

　そこで，成人嚥下をおぼえてもらうために，唇と顎をしっかり閉じた状態で嚥下できるよう，口唇介助をしてみました．Rちゃんは過敏がないはずなのですが，介助をしようとするとものすごく怒って大泣きしてしまいます．特に，上唇が嫌なようです．過敏がないといっても，あまり触られることが好きではなさそうです．下顎と下唇だけは，なんとか触らせてくれるので，そこの部分だけを介助してもらうようにしました．

　Rちゃんの摂食機能の段階は，まだ乳児嚥下をしていることから，だいたい「離乳食を食べ始めたころ」と判断されます．そうなると，食形態はやはりペースト食が合っているということになります．

　けれども，そこでお母さんが，「実は，周りの大人が食べている物を欲しがるので，ときどき軟かいハンバーグや，小さくちぎったパンを食べさせているんです」と打ち明けてくれました．「今日，ちょっと持ってきてみました」とおっしゃるので，パンを食べているところを見せてもらうことにしました．

　パンは，しっとりした軟かめのパンです．1センチ四方くらいにちぎったパンを口に入れると，なんとRちゃんは舌や顎を上手に上下左右に動かし，実にみごとに咀嚼をしているのです！　その動きだけを見ると，もう普通食に近いものでも大丈夫と思われました．しかしその後，十分な咀嚼が終わると，また舌を前後に動かして乳児嚥下で飲み込んでしまうのです．安全を考えて「ペースト食」なのか？　それとも，せっかくの咀嚼機能を大事にするためには，パンなどの咀嚼の動きの出る食べ物を食べさせるべきなのか？とみんな悩んでしまいました．

263-01227

ここで大切なのは，「咀嚼の動きがどこまでできているのか」ということでしょう．

　咀嚼の動きというのは顎や舌が側方に動くだけではありません．顎や舌とともに唇や頰も上手に協調しながら，奥歯で食物を十分にすりつぶし，唾液と混ぜ，そして舌の上で一塊にすることができなければ，安全には飲み込めないのです．

　これはできているのでしょうか？　Rちゃんの場合，咀嚼したパンは十分にすりつぶされ，唾液と混ぜられ，いわゆる「ペースト」に近い状態までもっていくことができていました．こうであれば安全と言えます．

　このような理由から，パンやハンバーグも，許可することにしました．そして，飲み込むときには下顎と下唇をしっかり介助して，成人嚥下ができるように進めていくことになりました．また，将来的に上唇も含めて介助や筋訓練ができるよう触られることに慣れさせるため，遊びのなかで顔や口に触れる機会を増やしてもらうようにしました．

　ここで重要なのは，もし，十分な咀嚼ができないまま飲み込んでいるならば，それは危険ですから，パンなどは禁止しなければなりません．この判断が難しいところなのです．

　食べる機能の発達には，ある程度の順番があります．しかしときには，この順番が違ってしまうこともあるのです．発達段階に合わせて摂食機能を促すことが原則ですが，安全面を考慮しながら，いまある機能も大切に育てていくことも，考えていかなくてはならないでしょう．

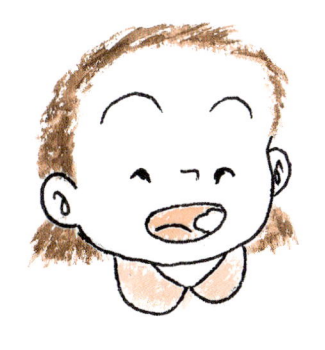

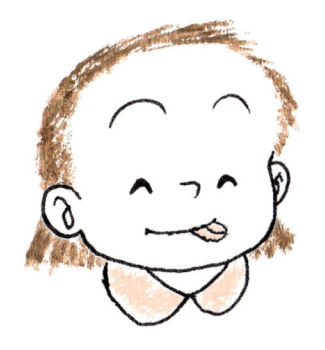

1章　こんなことに悩んでいます！

# 24. 気が散って　　なかなか食事が終わらない

　軽度知的能力障害のある 25 歳の K さんは，食事をするのがとても遅く，住んでいる施設の中でも有名です．食事の時間が終わっても，いつまでも食べ続けています．K さんのいる施設は比較的自由なので，時間を過ぎても食事を片づけられてしまうことはありません．しかし，いくらなんでも，2 時間近く食堂にいるというのは考えものです．
　彼女はうまく食べられないのでしょうか？　噛む力が弱いのでしょうか？　飲み込むのが下手なのでしょうか？

　時間がかかるといってもいろいろな原因が考えられます．そこで，施設に様子を見に行ってみました．はじめは K さんの姿を遠くから見てみました．普通食を食べていますが，特に問題なく咀嚼し，食べこぼすこともなく食べています．手の使い方も上手なようです．ただ，どうも気が散っているようなのです．大きなテーブルで仲間と一緒に食べているのですが，常に誰かに向かって話しかけていて，そのたびに食べるのを中断しています．
　少し近づいていくと，K さんはこちらに気づきました．嬉しそうに挨拶をしてくれて，いろいろな出来事を話してくれます．またたくさん質問もしてきます．一見，周りとコミュニケーションがとれているようなので，それは好ましいことではあるのですが，大勢のなかで食べることが，実は注意力散漫を引き起こしてしまっているようなのです．また，その間にも仲間におかずを取られてしまったり……．
　やはり，食べる時間を短くする工夫が必要だと思われました．
　一般に，食事はコミュニケーションの場でもあるので，「できるだけ孤食を避けましょう」と言われていますが，例外もありそうです．K さんのように周りが気になって仕方がない人の場合，あえて一人で食べられるような環境にすることも必要なのです．
　そうでないと，必要な食事量がとれなかったり，周りに邪魔されたり，食事が長時間に及ぶため疲れを引き起こしてしまう可能性などもあるからです．
　施設には個別の部屋などはありませんが，K さんが食事をとる場所をそれまでと変えてみました．大きなテーブルの真ん中でみんなと一緒に食べていたのですが，部屋の端にあるテーブルの一角に移動して，周囲が見えないように衝立を置くようにしました．

また，Kさんが食べているときには，むやみに話しかけないようにしました．
　けれども，しばらくは施設の職員のなかで統一見解が得られておらず，「どうして壁を向いて食べているの？」と，元の位置に戻されたり，「かわいそう」と衝立をはずされたりしたこともあります．また，相変わらず「Kさん，美味しい？」と頻繁に話しかけたりしてしまうこともありました．そのたびにKさんのおしゃべりが始まってしまいました．
　それでもやがて半年が経ったころでしょうか，Kさんは新しい静かな場所で落ち着いて食べられるようになってきました．

　もし本人の食べる機能に問題はなさそうなのに，食べる時間がとても長いようでしたら，本人の集中力はどうなのかな？と気をつけて観察してみてください．集中力が続かないお子さんの場合，周りにたくさん人がいることや，話しかけること，また大好きなぬいぐるみや人形，さらには絵やテレビなどが置いてあることは，どれも食事の邪魔をしてしまうことになりかねません．ある人にとってはリラックスできる環境でも，ある人にとっては気持ちが高揚してしまい，食べるどころではなくなってしまう場合もあるのです．

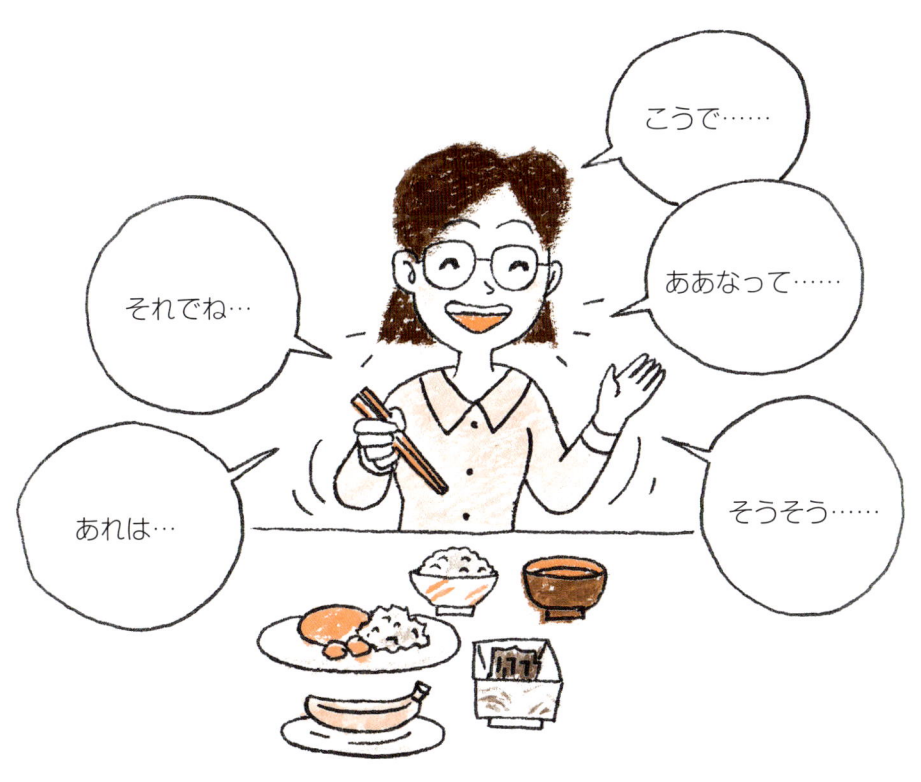

> 1章　こんなことに悩んでいます！

# 25. 食べるときに片手しか使っていない

　S君は2年前に初めて摂食指導にやってきました．
　最初は上唇に過敏があり，咀嚼も十分にできなかったのですが，1年くらい前から咀嚼ができるようになり，それとともに徐々に自分で食べられるようにもなってきました．いまは利き手の右手で，手づかみ食べだけではなく，スプーンやフォークで食べていますし，ときどき箸を使いたがることもあるそうです．
　だいぶ上手になってきたのですが，お母さんの現在の悩みは，S君の姿勢が悪いことです．食事をするとき，最初は背筋がピンと伸びているのですが，徐々に前かがみになっていきます．そして，だんだん左の肩が下がって斜めになってしまいます．
　体幹を支える力が弱いのでしょうか？　S君は少し筋力が弱いといわれているので，そういう可能性もあります．しかしもう一つの原因として考えられることは，S君の左手が，食事に参加していないことです．
　右手は上手に使っているのですが，左手はテーブルの上にも乗せず，体の横にダランと下がっています．「左手は？」とお母さんが何度も言います．最初の数回はS君もハッとして左手をテーブルに乗せるのですが，またすぐに下がってしまいます．

　利き手とは反対側の手が食事に参加することで，どんなことに役立つのでしょうか？
　まず，上腕をテーブルに乗せることで，体幹を支え，姿勢をよくすることにつながります．また，お皿を支えることができれば，お皿がずれるのを防げます．でもS君の場合は支えられないので，お皿の下に滑り止めのマットを敷いて対応しています．早くこの滑り止めマットが必要なくなればよいのですが……．
　上手に自食しているようなお子さんでも，この，利き手と反対側の手が食事動作に参加するというのは，なかなかできず，ハードルが高いようです．

　S君の場合も，あと一歩というところでしばらく同じ状態が続いていました．周りが気づいたら，「S君の左手を誘導して，食事動作に参加させ，声かけをして促す」といったことを続けていきました．

しかしS君は現在10歳，自己主張したい年ごろです．周りが言えば言うほど，言うことを聞かなくなってきました．特に，優しいお母さんの言うことは，ほとんど聞いてくれません．

　S君の場合，手の協調運動が原因で左手が出てこないというよりも，意識の問題，マナーの範疇になってきましたので，こちらもある程度，毅然とした態度が必要なのでしょう．

　少し厳しいところのあるお父さんや学校の担任の先生が注意すると，ピシッとよい姿勢をとるようになってきました．いまでは声かけをするだけで姿勢もよくなり，両手を使って食べるようにもなってきました．

　「もう摂食指導は卒業ですね」そう言うと，お母さんはそれまでのS君を振り返り，「こんなふうに食べられるようになるなんて，以前は全然思いもしませんでした．先生にももう会えなくなるんですね」と言ってくださいました．

　喜ばなくてはならないけれど，卒業の季節は少し淋しいものです．

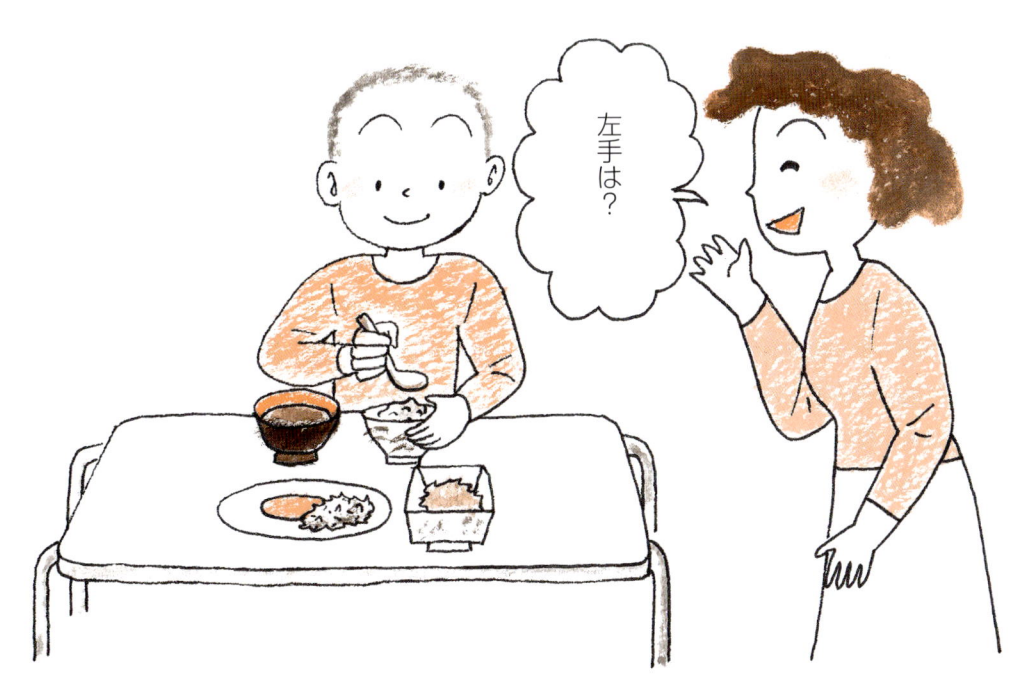

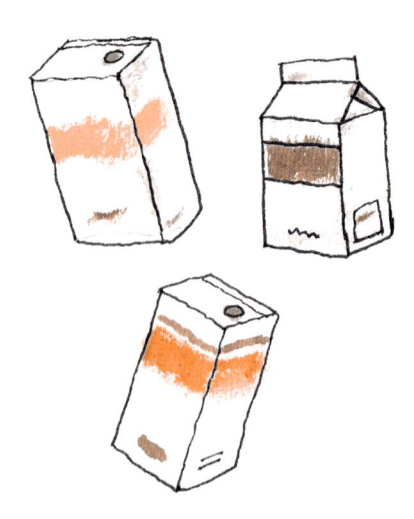

## 第 2 章

# どうしたらよいでしょう？

　「そもそも『摂食指導』ってどういうこと？　どういうふうに考え，どんなふうに始めればよいのかわからない……」「子どもに受けさせてみたいけど，本当に必要なのかしら？」などと思っているお母さんがいらしたら，この章を読んでみてください．また，食べること，話すこと，体のことなど，いつも思っている疑問に対してより具体的な答えがほしい，そんなときはありませんか？

　食べることはそれだけで終わる問題ではなく，コミュニケーションや体の成長，心の発達，家族との関係など，日常生活の広い範囲に大きくかかわっています．ここでは，お母さんや学校の先生からよく聞かれることがらについて，小児科の医師，歯科医師，言語聴覚士が回答しています．

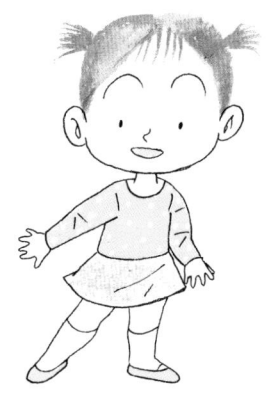

2章　どうしたらよいでしょう？

# ① 気管切開をしている場合に気をつけることは？

**Q** 生後10ヵ月の女の子です．生後6ヵ月のときに気管切開をしました．いまは経管栄養中なのですが，口から食べられるように練習したいと考えているのですが，問題はないでしょうか？

**A** 摂食嚥下訓練を始めるときに重要なポイントは，誤嚥はないか？訓練により誤嚥してしまう危険性はないか？ということと，気管切開術が単純気管切開なのか喉頭気管分離術であるのかという点です．

　気管切開をする理由は，大きく分けて二つあります．

　一つ目は，気管が細い（気管狭窄），喉頭・気管が軟らかい（喉頭気管軟化症）という器質的問題を解決し呼吸をしやすくする場合で，嚥下には問題がない場合が多いのです．

　二つ目は重症児（者）に多いのですが，舌根沈下や顎の位置異常による上気道閉塞の改善と，自身の咳で痰を吐き出せないため気管切開部分から出しやすくしてあげる必要がある場合です．

　前者では，訓練に問題がないことが多いのですが，人工呼吸器で陽圧呼吸管理をしていて訓練中もはずせない場合は，誤嚥の危険があるのでおすすめしません．後者では唾液の嚥下ができない場合も多く，訓練は慎重に開始する必要があります．

　単純気管切開で，かつ検査（VE, VF）で唾液の嚥下ができていない場合は，誤嚥の危険性が高く積極的な訓練はおすすめできません．しかし，喉頭気管分離術を行っていれば誤嚥の心配はないので，積極的な訓練を行うことが可能です．

## ② 呼吸器リハビリテーションについて教えてください

**Q** 15歳の女の子です．以前はバギーに座ることができていたのですが，中学生になってからは側弯が強くなり，ベッドに寝たきりのことが多くなりました．そのころから，痰がうまく出せず顔色が悪くなって呼吸が苦しくなってしまうことがときどきあります．呼吸を少しでも楽にしてあげる方法はありませんか？

**A** 呼吸器リハビリテーションとは，肺理学療法，薬物療法，酸素療法，吸入療法，人工呼吸療法，栄養療法，患者と家族教育など，呼吸器の障害をもっている人に対して，可能なかぎりその機能を改善し，また機能を維持することを目標に支援していくための医療サービスのことです．

重症児（者）では筋緊張が強い，側弯がある，抗けいれん薬の内服で分泌物が多いなどから，呼吸がゼロゼロ，ゼコゼコ（喘鳴）することが多いのですが，①痰がでやすくなるように薬の内服や吸入をする，②呼吸がしやすい姿勢をみつける，③体位で痰を出しやすくする，④呼吸の介助法を介助者が学ぶなど，いろいろな療法を取り入れて呼吸の改善を目指します．

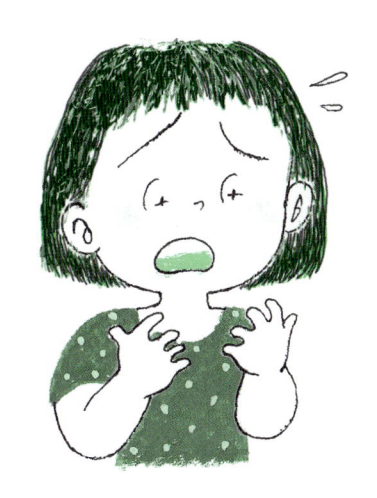

## 2章　どうしたらよいでしょう？

# ③ 胃食道逆流は食べることに どんな影響がありますか？

**Q** 生後4ヵ月の息子は，哺乳時にゼイゼイして，飲むのを途中でやめて咳き込むことがよくあります．最近は体重の増えも悪くなってきましたが大丈夫でしょうか？

**A** 正常成人では食べ物は胃から食道に逆流しないようになっています．けれども，この逆流防止機構（胃の入り口の噴門部にある）が機能しなくなると，食べ物や胃酸が食道に逆流してしまいます．みなさんも腹八分目をこえて食べ過ぎたときや飲み過ぎたときに胃から食道へ物が戻る感覚を味わったことがありませんか？　気持ちが悪いですね．これが胃食道逆流です．

また，元気な赤ちゃんでも哺乳後にミルクを吐くこと（いつ乳）がありますが，これは逆流防止機構が未発達なためで，発育とともになくなってきます．

一方，この胃食道逆流に伴って，たびたび吐く，哺乳後にゼコゼコとした呼吸の変化（喘鳴）を認める，気管支炎や肺炎を繰り返すといった体にとって悪い症状が出ると，胃食道逆流症という病名がつきます．

胃食道逆流があっても，食事がミルクのみの場合には胃酸がアルカリ性のミルクで中和され，大きな問題はでません．しかし，離乳食が始まると，胃酸が酸のまま食道に逆流して食道炎を起こし，それが原因で食道粘膜から出血して吐いた物に血液が混じること（血性嘔吐）や，逆流による違和感で食欲が落ちて食事が嫌いになってしまうお子さんもいるので問題です．このような場合には，小児科・小児外科での診察を受けることをおすすめします．

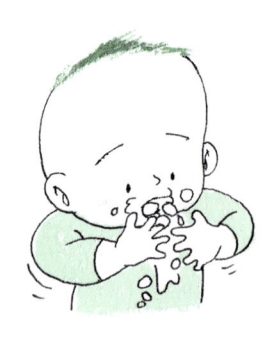

## ④ 体の側弯は進みますか？

**Q** 14歳の男の子です．中学生になってから急に身長が伸びましたが，それと同時に側弯も強くなってきました．今後も側弯は進むのでしょうか？

**A** 側弯はさまざまな要因が連鎖して起こりますが，筋緊張異常の左右差が一番の原因であると言われています．左右非対称の筋緊張のあるお子さんは，胸の前後径が短い扁平胸郭であることが多いのですが，そこに側弯が加わると，肺や気管が正常な位置からずれて，圧迫されて呼吸しにくくなります（努力呼吸）．

呼吸しにくいと，さらに筋緊張が亢進し，側弯は悪化するのです．

側弯は思春期前後に最も進行しやすく，その後，進行は20代後半まで続きます．このようなお子さんの場合，側弯を阻止するのは残念ながら難しいのですが，理学療法やリラクゼーションによって姿勢を整えることで，進行を緩やかにすることは可能です．

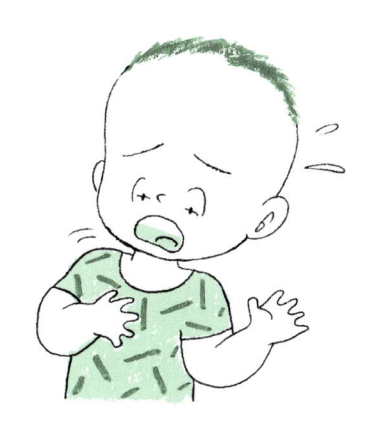

2章　どうしたらよいでしょう？

## ⑤ 摂食指導はいつごろから始めればよいのですか？

**Q** 生後6ヵ月の女の子です．まだ首が据わっていません．発達が遅れているのではないかと心配なのですが，主治医の先生は「もう少し様子をみましょう」とおっしゃっています．訪問の保健師さんに摂食指導を受けるようにすすめられたのですが，まだ病気があるのかどうかもわからないので，受けたほうがよいのか迷っています．

**A** 摂食指導をいつから始めればよいか？　率直に言って，もしお子さんの発達に何らかの遅れがみられたら，できるだけ早めに受けることをおすすめします．

　子どもは，小さければ小さいほど，発達する力をもっています．もし，食べる機能に障害があっても，早い時期であれば少しの遅れですむかもしれません．また，うまく食べられない場合の代償として「舌突出」「過開口」「スプーン咬み」などの異常な運動（異常パターン）が出てくることがありますが，それらも早期，まだ定着していない段階であれば，訓練も容易です．食べる機能の障害があるかないか？というくらいの早い時期から摂食指導を受け，まずは機能の評価をしてもらいましょう．もし，遅れがなければそれで安心ですし，そこで遅れが見つかったなら，障害が小さいうちに軌道修正してあげればよいのです．

　また，もしお子さんの心身の障害が重ければ，呼吸や誤嚥の問題で口から食べることを禁止されている場合もあるでしょう．そのような場合でも，全身状態に負担のない範囲で，積極的に外部から，体や顔，口へのよい刺激を与えてあげておくことが，この先の発達に重要になります．

　摂食指導は，口から食べているお子さんにも，食べられていないお子さんにも，できるだけ早期から行うことが大切だと考えています．

## ⑥ 大人の場合も摂食指導は効果がありますか？

**Q** うちの子はもう18歳になります．小さいころ，摂食指導を少しだけ受けていたのですが，その後小学校に入ってからは受けていませんでした．今度，通所の作業所に通うことになり，食事のことが心配です．でももう大人なので，指導を受けても効果がないのではとも思うのですが？

**A** 最近では，摂食指導は療育施設などでも行われており，小学校に上がる前のお子さんが摂食指導を経験しているケースも多くなってきました．しかし，昔は摂食指導を行っている場所も，医療者も少なかったため，年齢の高いお子さんの場合，摂食指導の経験のない方も大勢いらっしゃいます．

大人になってからの指導では，発達期を過ぎていますから，やはり機能の獲得は難しくなります．けれども，40歳過ぎの脳性麻痺の方や知的障害の方で，指導を受けてから咀嚼や嚥下が上手になった方々は大勢いらっしゃいます．

完全に咀嚼を獲得できるとか，自分で上手に食べられるという段階まで到達できるとはかぎりませんが，何歳になっても，発達の道筋に乗せてあげることで，機能をよいほうに変えることは可能です．

また，大人の場合には老化の影響で，いままでむせていなかったのにむせはじめたり，食べられていた物が食べられなくなったり，という問題も出てきます．それらに対応するためにも，大人になっても摂食指導は必要なことといえます．

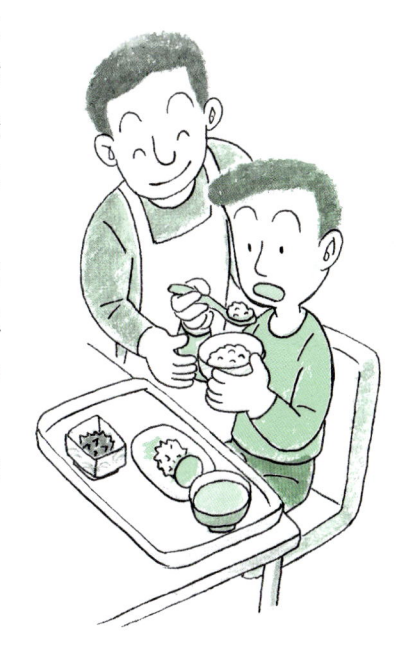

## 2章 どうしたらよいでしょう？

# ⑦ 哺乳瓶がやめられません

**Q** 5歳ですが，まだ哺乳瓶から水分を飲ませています．コップからではうまく飲めずに泣き出してしまいます．どうすればよいでしょう？

**A** 哺乳瓶を使っているときの赤ちゃんの口の動きは，おっぱいを飲むときの「吸啜(きゅうてつ)」という動きです．つまり，顎を開けたまま舌を前後に動かし，乳首を口の奥まで引き込み，舌の動きでしぼり出すようにして飲み込みます．これは「乳児嚥下(えんげ)」という飲み方です．

　赤ちゃんのころはこの飲み方でよいのですが，食べ物を食べるには，徐々に「成人嚥下」という飲み方に変わっていかなくてはなりません．いつまでも哺乳瓶を使っていると，この乳児嚥下を卒業しにくくなりますし，食べ物を食べることにも影響が出てしまいます．

　そうはいっても，なかなかうまくいかないですよね．いきなり哺乳瓶をやめてしまって水分の摂取量が減ってしまっては大変です．経管栄養チューブや胃瘻などによって水分量が確保できる場合はよいのですが，すべてを経口摂取しているならば，まずは水分量の確保を最優先に考えます．

　つまり，哺乳瓶をやめられないようなら，当面は哺乳瓶からの水分摂取は続け，平行してスプーンやコップから水分を飲む練習を始めていきましょう．また，ストローは，コップから飲めるようになってから始めましょう．哺乳瓶を使っているうちは，ストローのような長い物をくわえさせると，乳児嚥下を誘発してしまうことがよくあるからです．

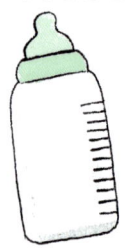

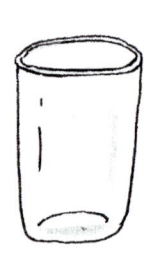

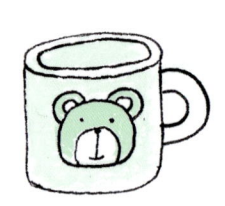

# ⑧ 口を閉じないのはなぜ？

**Q** 1歳の女の子です．食べさせようとしてスプーンを口に持っていくと，口を開けたらそのまま開きっぱなしです．口を閉じられないのはなぜでしょうか？

**A** 普段，口を閉じることができていますか？ 閉じることができているのであれば，食事の介助方法に問題があるかもしれません．

　食べ初めのころの赤ちゃんは，いつ口を閉じてよいかわからず，お母さんが思っているようなタイミングで口を閉じないことが多くあります．そうするとお母さんは，「口の中に入れてあげよう」という気持ちから，上唇にスプーンをこすりつけてしまう介助になりがちです．

　お子さんの食べる力がどんどんついていくと，そのようなまちがった介助であっても口を閉じていくのですが，唇や顎を閉じる力が弱いお子さんの場合には，こすりつけられる力に勝つことができず，いつまでも上唇にこすりつけられるままになってしまいます．

　また，お子さんによっては，力がついてきたにもかかわらず，「口を開けていれば食べ物が入ってきて，上唇にくっつけてもらえる」というパターンができてしまい，そのために口を閉じない場合もあるのです．

　この場合，まずスプーンを下唇に乗せ，上唇が降りてくるのを待つような介助をしていきます．もし上唇が降りてこなかったら，お母さんの指でタイミングよく上唇を下ろす手伝いをしながら，スプーンの上の食べ物をとらせるようにしてみてください．

　だんだん，お母さんが指で手伝わなくても，自分から上唇を下ろすようになっていくと思います．

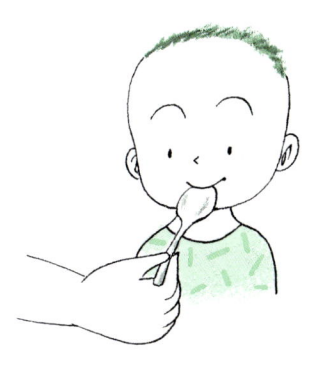

2章　どうしたらよいでしょう？

# ⑨ うちの子，偏食ですか？

**Q** 7歳の息子は，好き嫌いがものすごく多くて，偏食があるみたいです．どうしたら食べてくれますか？

**A** 　まず，好き嫌いといっても，どの程度なのか，考えてみましょう．ただの「好き嫌い」なのか，本当の「偏食」なのかによって，対処法が違ってきます．

　偏食というのは，自閉のお子さんにみられるような，食べ物に対する強いこだわりがある場合を言います．人によって違いますが，特に，白いご飯しか食べないような場合には，栄養が足りているのか，本当に心配になることと思います．

　自閉のお子さんの場合，いろいろな感覚が鋭敏であるがために，食べることにも影響が出ている可能性があります．味覚，温度覚，触覚，嗅覚などが鋭すぎるとか，視覚的に受け入れられないなど，あらゆる可能性が考えられます．そのため，食べたくない物を無理に食べさせることは，百害あって一利なし，といったことになりかねません．栄養状態を医学的に管理してもらいながら，本人が食べ物に興味を示すようなアプローチにとどめ，受け入れられる状況になるまで待つべきと思われます．

　また一方，本当の偏食ではないのに，お子さんに偏食があると思っているお母さんは少なくありません．野菜嫌いだとか，肉が食べられないとかいうと，「嫌いなはずはない！」，「偏食だ！」と決めつけている場合が多いように思います．好き嫌いがないことはよいことかもしれませんが，私たちだって，嫌いな物はたくさんありますよね．

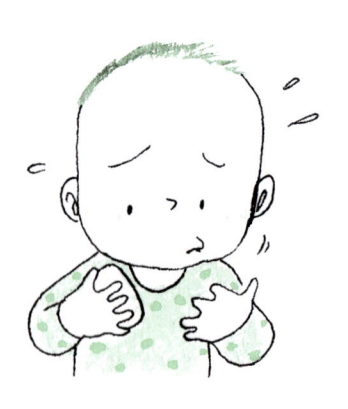

　よほどの片寄りがなければ，「好き嫌いも個性のうち」と開きなおってもよいのではないでしょうか．

# ⑩ 涎はいつごろまで出ているのでしょうか？

**Q** うちの子は3歳で，保育園に通っています．周りの子は涎なんか出ていないのに，うちの子はまだ涎かけが欠かせません．いつになったら涎は止まるのでしょうか？

**A** 涎が多いと，周りはベタベタするし，涎かけは手放せないし，涎くさいし，「早く出なくなって！」と思いますよね．

では，この涎はどのように増えたり減ったりしているのでしょう．

涎というのは「唾液」のことですが，これは唾液腺という腺から出ています．唾液がたくさん出る腺として，「耳下腺」「顎下腺」「舌下腺」という三大唾液腺があります．唾液の出る量は生理的な範囲内での増減はありますが，唾液腺自体が病気にならなければ，ほとんど変わることはありません．涎が増えたり減ったりするのは，おもに，口の機能によるものです．

一般に，赤ちゃんは生まれてすぐには，鼻呼吸をしています．このころは口を閉じていることが多いため，涎は少ないのです．しかしやがて，口や喉の容積が広がって口呼吸することを覚えていくので，離乳食が始まるころには涎が増えていきます．

また，食べ方が下手なうちは，唇を閉じる力も弱く，そのために涎が出てしまうこともあり，それも大きな要因の一つです．しかしその後，咀嚼ができ，口を閉じながら食べ，飲み込むといった一連の動きが上手になっていくと，再び鼻呼吸が主となり，涎も減っていくのです．

このように，涎は食べる機能，口の機能と関連しています．上手に食べられていないうちは，涎が出ていても仕方ないかな？ということなのです．

また一方で，唾液には口の中を洗浄する作用，う蝕を予防してくれる作用など，よい面があります．涎が多いことは，必ずしも悪いことばかりではないのです．

## 2章　どうしたらよいでしょう？

## ⑪ 大人と同じ食べ物が食べられるのは，何歳くらいになってからですか？

**Q** 4歳の男の子です．早くほかの家族と同じような食べ物を食べてほしいのですが，まだ無理なようです．何歳になったら大人と同じような食べ物が食べられるのですか？

**A** 「食べる」ということには，いくつかの条件があります．特に大切なのは，「機能」「形態」「意欲」です．これらのどれが欠けても，上手には食べられません．

では，大人と同じような物を食べるには，これらがどうなっていればよいのでしょうか？

まず「機能」ですが，自分の適量がわかっていることが第一で，もちろん繊維質の野菜や肉，厚さのない葉物野菜や海草などを，十分にすりつぶせるような咀嚼機能ができていなければなりません．また，お餅やコンニャクなどの難しい食品も，適切に咀嚼して安全に飲み込めるような機能が育っている必要があります．

次に「形態」ですが，まず，十分な咀嚼をするには，「歯」という道具が必要です．乳歯であれば上下20本，永久歯であれば上下28本が生えており，歯並びも整っていることが望ましいでしょう．けれども，乳歯から永久歯への生え変わりの時期には，どうしても歯並びが乱れてしまいます．また，人によって上顎の形が異なっていたり，裂がある場合もあるかもしれません．しかしこれらの「機能」と「形態」がそれぞれを補い，調和することによって，上手に食べることができるのです．大人と同じような物が食べられるかどうかは，年齢で決めるのではなく，これらの調和が図れているかをみて判断する必要があるでしょう．

また最後に最も大切なこと，それは食べる「意欲」です．意欲がなければ，どんなに咀嚼ができても，よい歯が生えていても，食べられるわけがないのですから……．

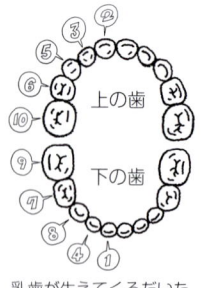

乳歯が生えてくるだいたいの順番

## ⑫ 経腸栄養剤について教えてください

**Q** 8歳になる脳性麻痺の男の子です．普段はペースト食を経口摂取していますが，体調が悪くなると経腸栄養剤を併用しています．栄養面で注意することはありますか？

**A** 必要な栄養所要量は，年齢と体重そして活動量によって決まります．健常児（者）の場合は，年齢別の栄養所要量を参考にして食事を作るとよいでしょう．しかし，寝たきりや筋緊張異常，人工呼吸管理中のお子さんの場合は，活動量や基礎代謝量（活動していなくても必要なカロリー）の個人差が大きいので，個別対応が必要です．体重が10kgを超えると，必要カロリーに差がでてくる傾向があります．

　食事内容ですが，口から上手に食べられないお子さんのなかには，経腸栄養剤を併用またはそれを中心としている場合もあります．経腸栄養剤の便利な点は，摂取カロリーがわかりやすいことです．経腸栄養剤には半消化態栄養剤（エンシュア®，ラコール®，テルミール®，リカバリー®，ライフロン®，エネーボ®など）と成分栄養剤（エレンタール®，ツインライン®，エンテルード®）があります．半消化態栄養剤には，病院で薬として処方される物（エンシュア®，ラコール®など）と，食品として購入が可能な物がありますが，お子さんにどれを選択するかは主治医の先生と相談して決めるのがよいでしょう．

　次に，必要な栄養素ですが，摂取量が減ってしまうと必然的に摂取栄養素も減ってしまいます．特に経腸栄養剤が栄養の主体になると，不足しやすいのが微量元素（亜鉛，銅，セレン），ビタミン，食物繊維です（通常の食事で不足することはあまりありません）．ピュアココア，きなこ，ごまで亜鉛と銅は補えますが，セレン不足も考慮すると，微量元素栄養補助飲料（ポチプラス®，メイバランス®ビタジクス，テゾン®）は便利です．食物繊維不足には，GFO®や乾燥人参末などの粉末を水で溶かして利用する方法があります．

2章　どうしたらよいでしょう？

# ⑬ 体重がなかなか増えず不安です

**Q** 9歳の脳性麻痺の男の子です．ペースト食を1日三食口から食べていますが，この2年間は身長は伸びているのに体重が増えず心配しています．もう少し体重を増やしていきたいのですが，どうしたらよいでしょうか？

**A** お子さんの栄養摂取量が必要カロリーを下回っている可能性があり，その原因として以下のようなことが考えられます．

① 全量を経口摂取しているけれども，摂食・嚥下がうまくできず口からこぼれたり，咳き込み嘔吐してしまい，実際に食べられている量が少ない．

② 離乳食形態のまま量を増やしているため，総量は多いけれどもそのほとんどが水分で総カロリーが少ない．

③ 筋緊張の変動があり，不随意運動が多いため，必要カロリーが予想以上に多い．

重症児（者）では，年齢とともに経口摂取可能量が減ってしまうことがよくあります．このような場合は，食形態をかえて，少量で高カロリーを摂取する方法もあります（半消化態栄養剤は，通常は1.0kcal/mlですが，1.0～2.0kcalの濃厚なものもあります）．基礎代謝量には71ページで述べたように，個人差があり，同じ寝たきりの状態にあっても，筋緊張の変動があり不随意運動の多いお子さんと，低緊張で人工呼吸管理をされているお子さんでは，基礎代謝量に5倍くらいの差が生じるとされていて，それによって必要カロリーも変わってきます．

筋緊張が強く体重が増えない場合には，総カロリーを増やしてみるとよいのかもしれません．

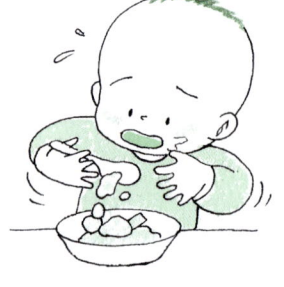

## ⑭ 口の動きがよくなると、ことばを話せるようになりますか？

**Q** うちの子は5歳です．片言のようなことばはしゃべりますが，意味のあることばはほとんどなく，しかも曖昧な音なので，母親である私以外の人にはわかりにくいようです．外から見ていると唇の動きが上手でないように思います．唇の運動をしていれば，ことばを話せるようになりますか？

**A** ここでお母さんがおっしゃっている「ことば」とは，話しことばのことを指すのだと思いますが，ことばは，純粋な舌や唇の運動能力だけで表出されるものではありません．ことばの障害をもたない私たちが話しことばを使っているときを振り返ってみましょう．頭の中で言おうとすることを考え，適切な語や文章に変換し，それとほぼ同時に口や喉を動かして話しことばをしゃべっています．ですから，その言いたいことを単語にしたり文章にしたりする能力がなければ，舌や唇が動いても話しことばにはならないのです．

そうは言っても，もちろん運動能力の発達は話しことばの発達の前提の一つです．たとえば「パ」という音を出すためには，唇を閉鎖して力強く開放することができなければなりません．そのためには唇が閉鎖すること，力強く開けられることが必要です．

しかし，逆のパターンは簡単には成り立ちません．もし練習して唇が閉じるようになっても，「パ」が言えるようになるわけではありませんし，「パ」という音が出るようになっても，自動的にお父さんのことを指して「パパ」と言えるわけではないということです．

2章　どうしたらよいでしょう？

## ⑮ いつごろからことばの訓練をしたらよいのですか？

**Q** うちの娘は2歳ですが，まだ「ママ」とか「ワンワン」といったことばを言えません．主治医の先生に相談したら，まだ早いのではないかと言われましたが心配です．ことばの訓練はいつごろから始めればよいのですか？

**A** 話しことばはある日突然出てくるものではありません．意味のあることばが出てくるまでに通常でも1年以上の準備期間が必要です．たとえば，人と気持ちや情報をお互いに伝達をしようとするいわゆる「コミュニケーションの態度」を確立することや，物には名前があるのだという「象徴機能」などさまざまな機能が発達することが前提となります．ですから，外見から見ていわゆる意味のあることばをしゃべらない状態でも，そのお子さんのことばを使うために必要な機能がどの程度発達しているのかによって，かかわり方が違ってきます．

また，私たちは自分たちが普段使っていることばで意思のやり取りをすることができない人たちとのコミュニケーションを，概して難しいと感じがちです．そのようなときに，お子さんとのかかわりをどうやってもったらよいのかということで悩んでしまうかもしれません．

このようなことを考えると，「まだこんなに小さいから訓練などは必要ない」ということはありません．お子さんの状態によっては，お母さんが考える「訓練」を始めることはできず，まず最初は「アドバイス」，「情報提供」のみになるかもしれません．

でも，心配なことがあれば，言語聴覚士や心理専門職などの発達の専門家に，早めに相談することはとても大切で，そして役に立つのではないかと思います．

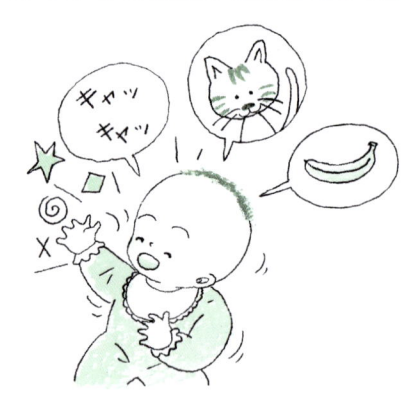

# 第3章

# 摂食指導と摂食機能訓練

　摂食指導では，お子さんの状況によって，一人ひとり違う指導がなされます．同じような症状でも，お子さんのキャラクター，サポートしてくれる周りの人たち，家庭環境，日常生活のリズム，もととなる病気の状態などによって，少しずつ指導の内容が違ってくるでしょう．しかし，指導の根底には，長年の臨床，研究に裏づけされた知識や技術があるのです．そして実際には，それをもとにして，そのお子さんに合った内容の指導をしてくことになります．「うちの子が受けた指導って，どういうものなのかしら？」そのような疑問を感じたら，ここで確認してみてください．

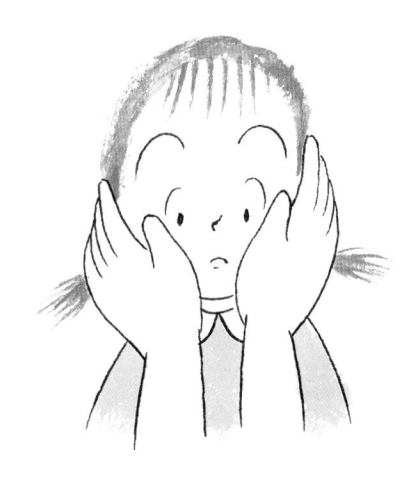

3章　摂食指導と摂食機能訓練

# 1. 障害のあるお子さんへの摂食指導

　食べる機能の障害は，人が生まれてから死ぬまで，すべての年代に起こる可能性があります（図）．神経や筋肉の病気が原因の場合，生まれたときにはあまり問題がなくても，成長とともにしだいに食べる機能に問題が生じてくることがあります．

　これは頭や顔，口，喉（咽頭）の形が成長変化していくにもかかわらず，神経の発達が追いつかないためです．また，変形や拘縮などにより機能獲得が困難になるばかりでなく，獲得された機能の低下も起きてきます．

　障害のあるお子さんの食べる機能が発達していくときの特徴は，①正常の発達と順序は同じだけれども遅れる場合，②正常の発達とは異なる順序で，しかも遅れる場合，③正常の発達にはない異常パターンが認められる場合があり，重度のお子さんでは，②と③のパターンを併せもつことがあるといわれています[1]．

　障害のあるお子さんに対する食事の介助は難しく，ともすると不適切な介助になりがちです．これにより，さらに症状を悪化させている場合も少なくありません．

　お子さんの食べる機能を促すために必要なことは，その子の現在の機能と異常運動（異常パターン）とを見きわめ，正しい介助方法を身につけることです．

　障害のあるお子さんへの摂食指導とは，お子さんが美味しく安全な食生活を送れるよう，本人と家族や周囲の人たちをサポートしてくためのものです．

　現在，歯科系の大学や歯科医師会では摂食指導に関する専門の機関を設けているところもあり，また病院や地域の保健所，保健センター，療育センターなどでも，摂食指導を受けられるところが増えています．困ったことがあれば，ぜひ小児の摂食指導を行っている専門家に相談してみてください．

●図　食べる機能の発達と老化
（金子芳洋：摂食・嚥下リハビリテーションセミナー／講義録Ⅱ[2]．P65を一部改変）

## 2. 食環境を整える

　摂食指導では，お子さんの食事の環境を整えることを大切にしています．食事の環境とは大きく分けて，食事のときの姿勢，使っている食器具，そして雰囲気などです．

### 1）姿勢
　姿勢で最も大切なのは首の角度です．飲み込みやすいように，また誤嚥しにくいように，適度に前屈するようにしますが，体の変形などにより，お子さんによって適切な姿勢というのは違ってきます．自食をしている場合には，テーブルと椅子の関係が重要になります．また，だっこや車椅子，姿勢保持椅子で食事している場合，体の各関節を適度に屈曲させ，リラックスできるようにしていきます．特に，だっこするときの抱き方には注意が必要です．（『上手に食べるために』68，69ページ参照）

### 2）食器具
　使っている食器具が本人の機能に合っていないために，よい動きを引き出せていない場合があります．特に，スプーンのボール部の深さや幅は口唇を閉じる機能に影響するので，スプーン一つとっても選び方には注意が必要です．また水分を飲むときも，お子さんの機能に合わせてスプーンやコップ，ストローなどを使い分けていくようにします（『上手に食べるために』46，47ページ参照）．

### 3）雰囲気
　「食べる」という行為は，機能だけではどうにもなりません．本人の「食べる意欲」を引き出すことがとても大切になります（『上手に食べるために』55ページ参照）．
　介助している人にはそんなつもりがなくても，お子さんの食べる意欲をそいでしまっていることがあるかもしれません．食事の雰囲気や，介助している人の心づかい一つで，うまく食べられたり食べられなかったりすることがあるのです．

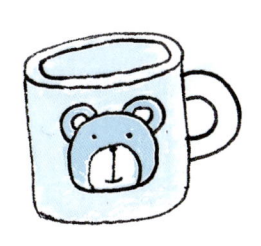

# 3. 食の内容への配慮

　摂食指導における食事の形態は，いわば食事の練習をするための教材ともいうべき存在ですから，そのときの本人の能力に合ったものにすることが大切です．

　よく，「硬い物を食べさせないと噛めなくなってしまう」，あるいは「咀嚼ができるように，硬い物を与えています」ということばを聞きますが，はたしてそれが正解なのでしょうか？

　食べることを勉強にたとえれば，小学校1年生が高学年の教科書を使ってみても，どんなに一所懸命その教科書を読んでも，高学年の知識が身につくわけではありません．また，全身の発達を例にとってみても，たとえば首がまだ据わっていない赤ちゃんが走れるとは，誰も考えないでしょう．

　つまり，まだ口の動きが発達していないお子さんに，咀嚼を必要とするような硬い食べ物を与えて「噛んで！」と願うのは，先にあげた例のように，無理のあることなのです．

　もちろん，いつまでも軟かい食べ物を与えているだけでは機能は発達しません．お子さんの現在の口の動きできちんと食べられる形態の食べ物を与えながら，食べることの機能訓練を併せて行っていくことで，機能の獲得を促していくようにします．

　具体的にいえば，もしお子さんが食べているとき，口唇を閉じて飲み込めるけれど，舌の動きは前後上下が中心であり，咀嚼に必要な側方運動ができていないとすれば，それはマッシュ状やテリーヌ状のような押しつぶし食が適しています．

　普段の食事はその形態にして，摂食指導のときには，硬い物，繊維の多い物で，咀嚼訓練をするというように考えていきます（『上手に食べるために』87ページ参照）．

　また，食事の内容を考える際には，栄養の確保がとても大切です．栄養が確保でき，美味しい味つけで機能にあった食事を提供していくためには，小児の食べる機能の発達を理解している栄養士に相談するとよいと思います．

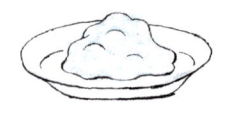

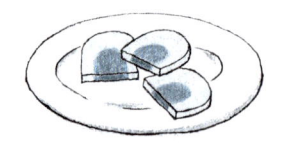

# 4. 摂食機能訓練

　摂食機能訓練にはさまざまなものがありますが，お子さんの場合にはこちらが直接筋肉を動かしたり，食事介助のときに動きを誘導したりする，受動的訓練が中心になるでしょう．
　なお，摂食機能訓練においては，呼吸リハビリテーション，言語療法，理学療法，作業療法などが必要になってくる場合が多く，多職種でかかわれる体制づくりが重要となります．

## 1）間接訓練

　間接訓練は食べ物を使わない訓練なので，訓練中に食べ物を誤嚥してしまう危険性はありません．現在，口から食べていないけれども，将来的に口から食べるための練習をしたいというような場合にも行える，安全な訓練です．もちろん，口から食べている人にとっても，食べるための各器官の動きをよくしていくために，とても重要な訓練になります．
　なお，障害が重度なお子さんの場合には，唾液を誤嚥してしまうこともあります．訓練前には口の中をきれいにケアしたのちに，パルスオキシメーターなどを用いて，呼吸状態をモニタリングしながら行うようにしましょう．

### ①口腔ケア
　口腔ケアは，口の中を清潔にするとともに，感覚を刺激する効果もあります．そして何よりも，誤嚥性肺炎を予防するための最も効果的な方法なのです．

### ②姿勢保持訓練（『上手に食べるために』68ページ）
　食事をするときに適切とされる姿勢はお子さんによってさまざまですが，基本的にはある程度，上体を起こしている必要があります．しかし，もしずっと寝たきりであった場合には，上体を起こして座っているだけでかなりの疲労を引き起こすので，姿勢保持訓練が必要となります．

### ③脱感作療法（『上手に食べるために』78ページ，CD-ROM参照）
　摂食機能訓練のなかで最も重要なのが，この脱感作療法です．
　もしお子さんに過敏があれば，ほかの何をも差し置いて，まずこの脱感作療法を行ってください．過敏があるということは，触られることが不快なので，筋肉の訓練や介助などは一切行えません．

## 3章　摂食指導と摂食機能訓練

　どこに過敏があってどのように訓練すればよいのかは，専門家にみてもらわないとわからないことが多いのです．まちがった方法で脱感作を行い，いつまでも過敏がとれないということも，よくあります．

④鼻呼吸訓練（『上手に食べるために』79 ページ，CD-ROM 参照）

　口を閉じていないお子さんは多いですね．そのような場合，鼻と口，どちらで息をしているか，観察してみてください．

　鼻も口も呼吸器の一部ですので，どちらでも息をすることができます．けれども，口で息をすると，外部からの雑菌が直接喉に入り，呼吸器感染をしやすいとされています．

　もう一点，食べることに関しては，口で息をしている場合，口の中に食べ物が入っている間は息ができなくなってしまいます．それで苦しくなって息をしてしまい，口の中の食べ物を誤嚥する，といったことにもつながります．

　以上のような理由で，鼻呼吸の訓練をすすめたいのです．

⑤バンゲード法Ⅰの筋訓練（『上手に食べるために』82，83 ページ，CD-ROM 参照）

　受動的刺激法として，バンゲード法Ⅰという方法があります．なかでも，ガムラビング，口唇訓練，頬訓練，舌訓練がよく行われます．

　ガムラビング（『上手に食べるために』83 ページ，CD-ROM 参照）は，嚥下反射がなかなか起きない場合に，嚥下の訓練として行います．これは歯肉マッサージのことですが，ただ歯肉をマッサージすればよいというわけではありません．嚥下を促すためのコツがあります．感覚に刺激を入れるための方法を正しく行う必要があります．

　口唇訓練は口輪筋を，頬訓練は頬筋を，舌訓練は舌筋をターゲットにして行います．それぞれの筋肉の位置や走行に注意して刺激するようにします．

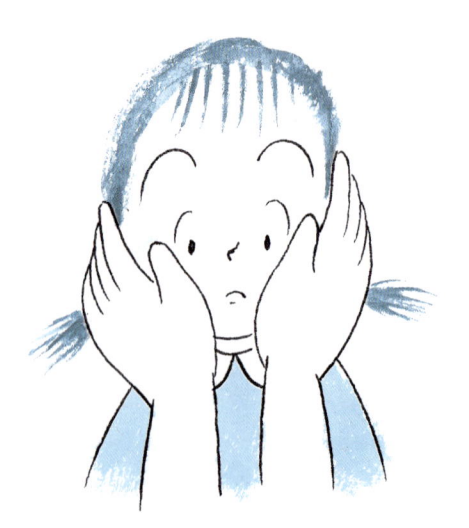

　なお，これはすべてのお子さんに必要なわけではありません．もし口唇がよく動いているならば，口唇訓練は必要ないのです．あくまでも，動きの悪い筋肉をねらって行っていけばよいのです．

## 2）直接訓練

　直接訓練は食べ物を使って行う訓練ですから，基本的には誤嚥の危険性がなく，呼吸状態も安定している場合に行います．

　もしいままで口から食べていなかったなら，VF 検査や VE 検査などの精密検査で安全を確認してから開始することが望ましいでしょう．

　また，障害が重度なお子さんの場合には，直接訓練のときにもパルスオキシメーターを用いてモニタリングすることをおすすめします．

　なお，直接訓練の前には口腔ケアを行って口の中を清潔にし，のどに痰などが絡んでいて自力で出すことができないようであれば，吸引してきれいにしてから行うようにしてください．

### ①味覚刺激法（『上手に食べるために』88 ページ，CD-ROM 参照）

　間接訓練のガムラビングと同じように，嚥下反射がなかなか起こらないお子さん，唾液が上手に飲めないお子さんに行う訓練です．

　一般的には，甘い味が好まれることが多いため，飴などの甘味を用いますが，お子さんによっては塩気のある味やほとんど味がしないものなど，好む味はいろいろです．本人の様子をみながら味を選んでいく必要があります．

### ②食事介助中に行う訓練（『上手に食べるために』66 〜 75，87 ページ，CD-ROM 参照）

　直接訓練では，食事中の介助によって嚥下訓練や捕食訓練，また咀嚼訓練を行うことが多いでしょう．たとえば，口唇をしっかり閉じられないお子さんには，食べ物を口に入れるとき（捕食時）から飲み込むとき（嚥下時）まで，口唇や顎を介助して閉じさせるようにします．これを繰り返し行うことによって，お子さんは口や顎の閉じ方を覚え，しだいに介助しなくてもできるようになっていきます．

　また，咀嚼の練習をしている場合には，食事のメニューの中に手で握れるようなスティック状の物を入れてもらい，前歯でかじらせる訓練（前歯の咬断訓練）や，奥歯ですりつぶす訓練（臼歯の臼磨運動訓練）を行います．

### ③食事以外の場面で行う咀嚼訓練

　咀嚼訓練は，食事以外の場面でも行います．

　咀嚼のときの，舌や顎の側方への動きを引き出すために，繊維の多いスティック状の食品（たとえば，パイナップルの芯，さきいか，ビーフジャーキー，ドライフルーツなど）を，何回か奥歯で噛ませることや，スナックのように噛むとカリカリ音がするものを噛ませて音や歯への触圧覚で楽しませ，咀嚼に興味をもたせることも，効果があります．

## 3章　摂食指導と摂食機能訓練

＊これらの訓練は本書の前に出された『上手に食べるために』に載っていますが，オリジナルは『食べる機能の障害』[3] をもとにしたものです．

### 参考文献

1) 金子芳洋監修，尾本和彦編：障害児者の摂食・嚥下・呼吸リハビリテーション／その基礎と実践．医歯薬出版，東京，2005，40．
2) 金子芳洋：摂食・嚥下リハビリテーションセミナー／講義録Ⅱ．医学情報社，東京，2002，65．
3) 金子芳洋編著：食べる機能の障害．医歯薬出版，東京，1987．

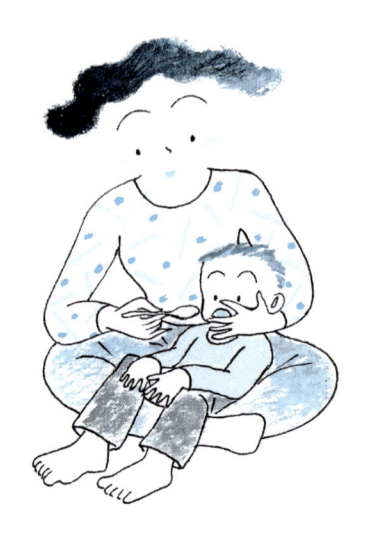

# 第4章

# 摂食機能の基本的知識

　食べる機能のことを「摂食機能」，または「摂食・嚥下機能」といいます．このことについて私たちは，普段当たり前のこととして，あまり深く考えずに生活しています．お子さんやご家族，あるいはご自身にこの問題が起こらなければ，ずっと考えないままかもしれません．摂食指導には，「摂食機能の正常発達を知り，その道筋にのせていく」という考え方があります．正常がわからなければ，お子さんのどこに問題があるのかを見きわめることができません．それがわかってはじめて，適切な摂食指導を行っていくことができます．ここでは，そのための基本的知識について，わかりやすくまとめました．

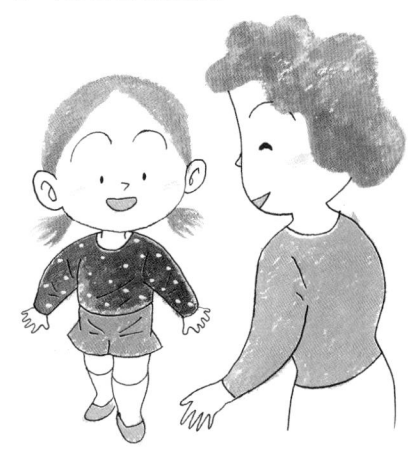

# 4章 摂食機能の基本的知識

## 1. 摂食嚥下機能とは

　人の栄養摂取方法には，哺乳機能によるものと摂食嚥下機能によるものがあります．

　哺乳機能は生まれてすぐに使っていく機能です．これは本人の意思で行っているものではなく，哺乳のための原始反射によって営まれています．一方，摂食嚥下機能は，大脳の発達とともに原始反射が消えていくことによって始まり，離乳食の時期に獲得され，これがのちの食べる機能の基礎となります．つまり，食べる機能である摂食嚥下機能は，生まれてくれば誰でもできるといった「本能」ではないのです．

　私たちにとって摂食嚥下機能は，栄養をとるために，また生活の中の楽しみや人生のよりよい質のために，とても大切なものです．そのため，この機能に障害があると，本人ばかりでなく周囲の人にとっても重大な問題となってしまうでしょう．

　この摂食嚥下機能は，私たちの一生に深くかかわっています．基本的な機能の獲得時期になんらかの障害があると，食べる機能が未獲得のままになったり，遅れがみられたり，異常な運動パターンを形成してしまうことがあります．また，その後の発達期に問題がある場合には，獲得した機能を習熟させることができないこともあります．

　さらには，大人になり，それまで摂食嚥下機能に障害がなくても，脳出血などの病気や頭部への外傷などによって摂食嚥下障害に陥ったり，年をとって機能が減退するということもありえます．つまり，摂食嚥下機能は，私たちの一生にとってなくてはならないものであると同時に，いつ障害を受けるかわからない機能でもあるのです．摂食嚥下障害は，すべての人にとって，とても身近な問題なのです．

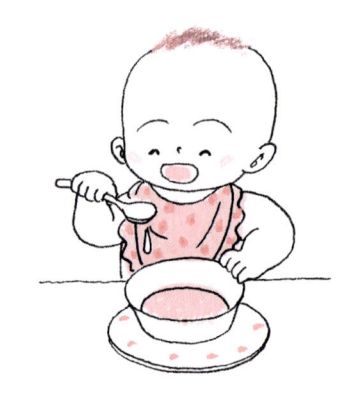

# 2. 子どものからだ

## 1）口の中（口腔と咽頭）の形

　生まれたばかりの赤ちゃんの口の中（口腔や咽頭）は，哺乳を行うためにふさわしい形をしています（**図 4-1**）．

　口蓋（上顎）の形は，将来，歯が萌出してくる歯槽堤という土手のような盛り上がりの内側に，もう一つ副歯槽堤と呼ばれる土手があり，この内側に吸啜窩というくぼみが形成されています．両側の頬の粘膜には，脂肪組織によってできたビシャの脂肪床という膨らみがあります．また顎を閉じたとき，上下の前の部分に隙間があり，乳首を潰さないようにくわえることができます．赤ちゃんは，これらの口の中の形によって，引き込んだ乳首を固定して，安定して吸啜を行うことができるのです．

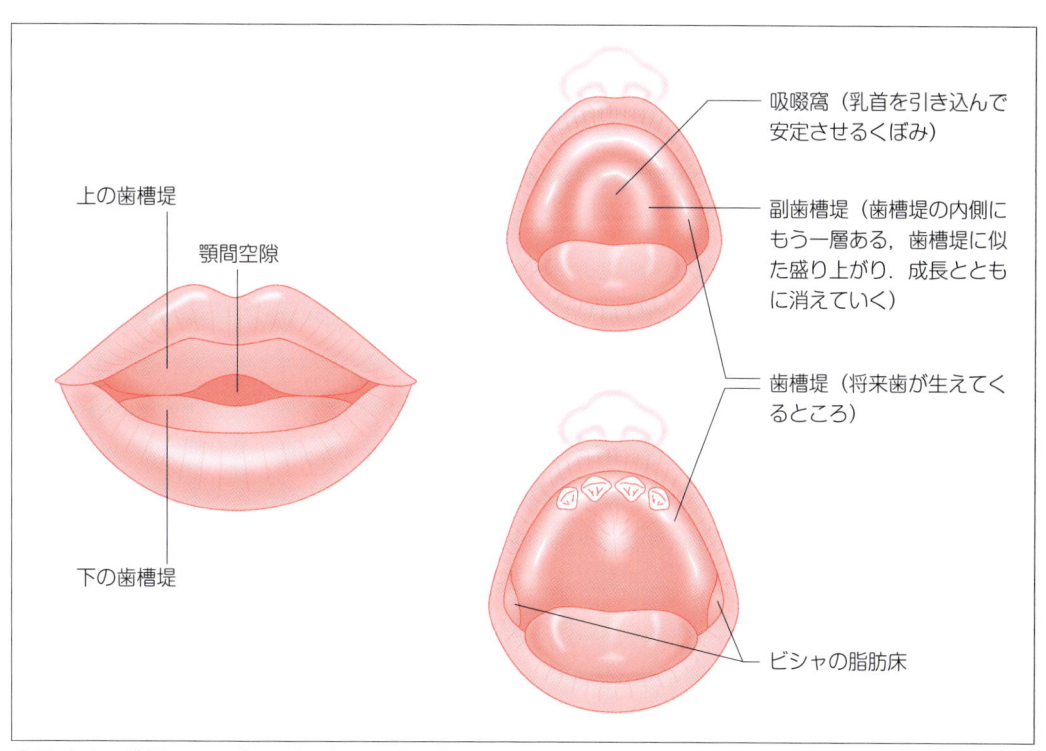

●図 4-1　乳児の口の中の形　上下を咬み合わせると，顎間空隙という隙間が認められる

## 4章　摂食機能の基本的知識

　これらの特徴的な口の中の形は，成長とともに著しく変化し，やがて消えていきます．
　また，喉の形も大人とは異なっています（**図 4-2**）．赤ちゃんの場合，喉頭（気道の入口）の位置が高いところにあります．そのため気道は食道と分離され，喉頭（気道の入口）が鼻腔ととても近い位置にあるため，乳汁は口の中から直接食道へ送り込まれていきます．
　そして，成長とともに咽頭腔（喉の中）の大きさが拡大し，喉頭（気道の入口）の位置も下がっていくため，嚥下の動きも哺乳を行っていた乳児嚥下から，口唇や顎を閉じて飲み込むといった成人嚥下へと変化していくことになります（**図 4-3**）．

### 2）哺乳機能から摂食・嚥下機能へ

　哺乳機能で栄養摂取をする時期は，自分の意思である随意の動きではなく，原始反射のうちの哺乳反射による，不随意の動きで行われます．これは，母胎内で羊水を嚥下したり指をくわえたりする動きで練習しており，生まれてすぐに行うものです．
　はじめは，第一次中枢である脳の橋や延髄などの「脳幹部」と呼ばれる部分の働きによって，コントロールされています．これは，原始反射や嚥下反射，呼吸反射など，生きていくために必要最低限，不可欠な能力です（**図 4-4**）．
　哺乳のための原始反射としては，吸啜反射，探索反射，咬反射があげられます．これらの反射は，母親の胎内にいる間，およそ胎生 8 週ごろから始まっているとされます[1]．
　これらの哺乳反射により，主として舌の動きによって連続した乳汁摂取がなされます．このころの嚥下は，顎を開け，口腔内の奥まで乳首を引き込み，顎を開けたまま嚥下する「乳児嚥下」と呼ばれる動きです．
　しかし，やがて大脳の上位部分である大脳皮質の発達がなされていきます．この大脳皮質は第二次中枢として，生きるための基本を司る第一次中枢をコントロールする役割を担っています．この大脳皮質の発達に伴って生後 4 ～ 7 ヵ月ごろには反射が消え，自分の意思で動かす随意動作を行えるようになることで，離乳が始まっていきます（**図 4-4**）．
　そしてこのころには口や喉の特徴的な形も，離乳に合わせるように変化していくのです．

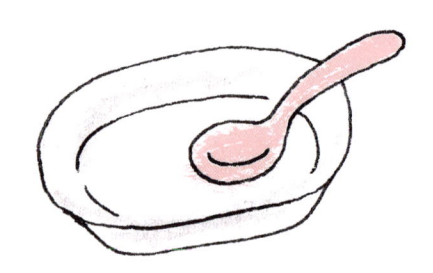

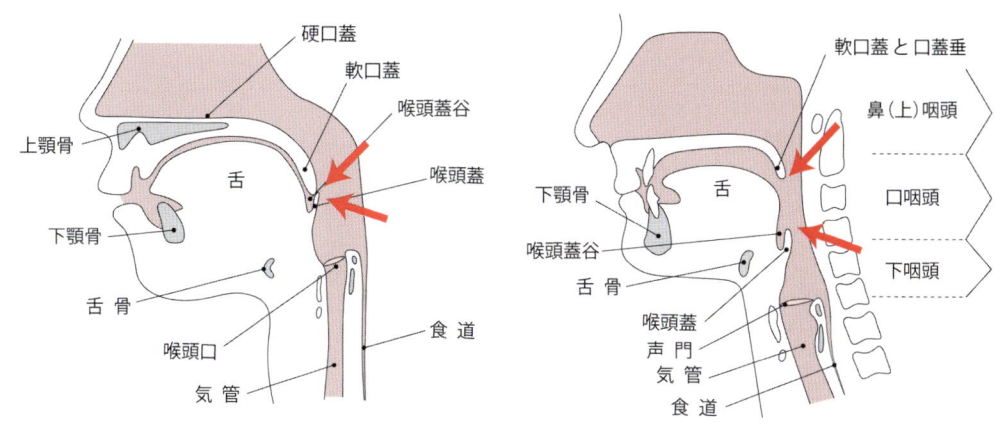

●図 4-2　乳児（左）と成人（右）の口腔と咽頭の違い

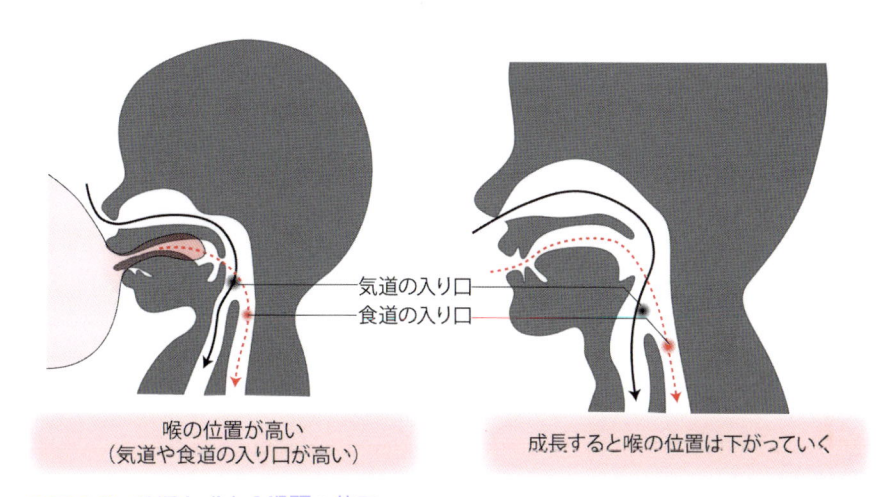

●図 4-3　乳児と成人の喉頭の位置
注：嚥下していないときの食道は図 4-2 のように閉じています．

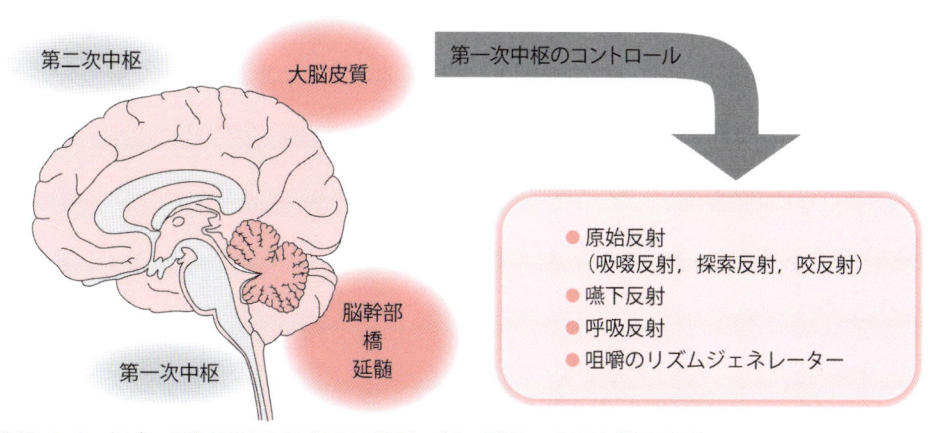

●図 4-4　摂食・嚥下機能の神経支配機構—橋・延髄・大脳皮質の役割

# 3. 摂食機能の発達と
# ことばの発達との関係

　ことばの発達には，いろいろな条件があります．物に名前があることがわかる象徴機能，他者とコミュニケーションを図ろうとする社会的な機能，記憶や注意，知的能力などの認知機能，聴覚や視覚といった知覚，そして発声・発語に関する器官を含む全体の運動機能が順調に発達することが必要です．

　これらがどの程度の発達段階にあるかが，そのお子さんのコミュニケーション機能の発達に深くかかわっており，また，バランスよく発達させることが，生活年齢に相応したことばの習得につながります．

　摂食機能の発達とことばの発達とはお互いに深い関連はありますが，食べられるようになったら話せるようになるとか，ことばを話せることが食べる機能に即つながるといった直接的な関係ではありません．ですから，おしゃべりはまったくできないのにご飯はきちんと食べられるお子さんもいますし，話す能力はあってもご飯は上手に食べられないお子さんもいるのです．

　ここでは，ことばの発達段階を前言語期と単語の獲得期，初期構文の獲得期とに分類し，乳児期から幼児期前半までの摂食機能に関連したことばの発達やこちらからの働きかけ方についての概要を説明したいと思います．

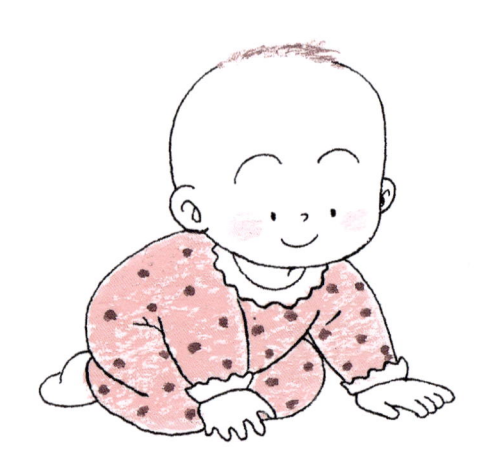

## 1）前言語期

　赤ちゃんは生まれてすぐ話すようになるわけではなく，いわゆる話しことばは出ないけれども，ことばを話すための準備をしている時期が1年ほどあります．健常児では乳児期に相当しますが，年齢は進んでいても話しことばが獲得されていない場合もここに含まれます．

　前言語期はことばのとおり，意味のあることばを話すようになる前の段階をさします．他人とのかかわりを楽しむように声を出す，他人や物を認識してそちらのほうに視線を向ける，指をさすといった行動も，この時期の意志の表出として大事な手段で，これらのことがことばの習得の前提になります．

　この時期は，単語を一つひとつ教えるという働きかけより，遊びのバリエーションを増やす，他人への興味をもたせるかかわりを考えるようにして，「伝えること，他人とかかわることへの喜び」をお子さんに感じさせ，親子の関係を確立することが大切です．

　また，能力に見合った適切な食形態で食事をとっていると，そのお子さんの運動能力に則った食事動作が期待できます．これは，食べるときに使っている諸器官を動かすことになりますから，話しことばの確立のためにもよい練習となります．

## 2）単語の獲得期

　健常児では，1歳前後～2歳前後の幼児期初期にあたります．運動機能はまだまだ未熟で，食べ方もそうですが，発音もいわゆる「舌足らず」な話し方をするお子さんが多い段階です．

　自分の興味のある物や身の回りにある物の名前を使うようになりますから，そういった環境を設定することも大事です．

　ことばが意味するものは，最初は定義づけがかなり広いので，たとえば，食べ物も飲み物も，食べたり飲んだりする行動もすべて「マンマ」という一つのことばで表すことがよくあります．

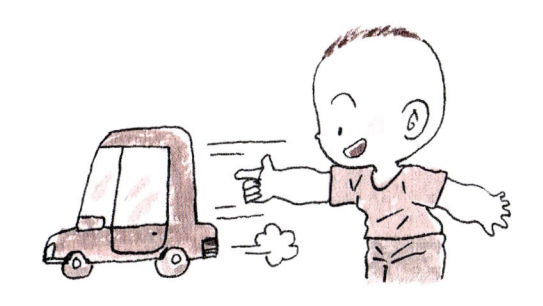

## 4章　摂食機能の基本的知識

　成長に伴い，物や行動の種類によってことばの出しわけをするようになっていきます．この時期はいわゆるオノマトペ（擬態語）や様態を表す語も多く表出されます．これらもことばの一種ですから，成人語を使わせることに懸命になる必要はありません．意思を伝達できる手段があればよいのです．

　また，障害を持っているお子さんは自分から働きかけることが難しいので，周囲の社会の拡がりや体験することの量も，同年代のお子さんと比べてどうしても限定されてしまう傾向にあります．ことばの発達は環境に影響されますから，経験不足を補うような働きかけを考えることも大切です．

### 3）構文の獲得期

　健常児では生活年齢が2～3歳の時期に相当します．自分で自由に動くことができますし，箸やスプーンを使って食事ができる年代です．

　最初は単語を一つだけ表出していたのが，二つ続けて話す「2語連鎖」の時期になり，文章を構成する能力の発達初期であるといえます．2語を用いて話すためには，語の数がかなり増えていることが前提であり，自分と他人の区別がきちんとついていることが重要です．この時期の後半は，自我がますます育ってくるころで，食事の際も自己主張が強くなることがあります．

　その後，健常幼児の年中・年長に相当する時期になると，正しい構音動作はほぼ完成します．構文も複雑になり，「……が」や「……は」といった格助詞の使用や，「……だから」といった複文の使用もできるようになり，ある程度細かく描写できるようになります．さらに，他者との関係，集団でもルールなどがわかるようになり，いっそう大人の会話に近づくことになります．

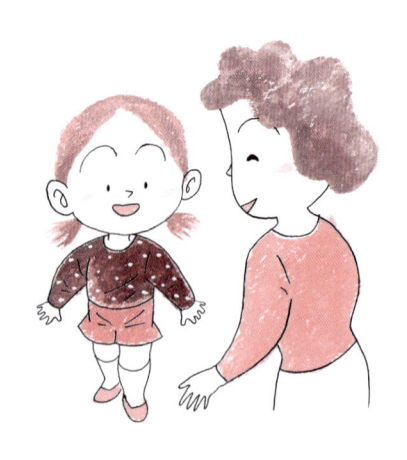

　この段階までくると，お子さんとの会話はあまり苦労することなくはずみますが，大切なことは，どの時期においても「生活年齢」ではなく，「実際の発達年齢に相応したことばのはぐくみ，働きかけ」です．何の苦労もすることなくことばを習得した私たちは，どうしてもお子さんに対しても自分が使っているコミュニケーションの手段を使いがちで，それでないと意思の伝達はできないと思ってしまいますので，十分注意をしなければなりません．

# 4. 摂食機能の発達

　「授乳・離乳の支援ガイド」(厚生労働省・平成 19 年)では,「離乳初期」「離乳中期」「離乳後期」という呼び方が消え,それぞれ以下の「生後 5〜6 ヵ月ごろ」「生後 7〜8 ヵ月ごろ」「生後 9〜11 ヵ月ごろ」と表記されています.しかし,お子さんの発達には個人差があります.特に障害のあるお子さんにとっては,月齢に合わせた離乳食の進め方をすべきではないと考えられます.もしお子さんがここに示す月齢のとき,食べられるとされている物が食べられなくても,焦らないでください.お子さんの食べる機能に合わせてあげることが,最も大切なのです.

## 1) 口唇閉鎖機能を獲得する(生後 5〜6 ヵ月ごろ)

　離乳が開始されると,はじめに口唇を閉じて飲み込む(嚥下)機能が獲得されます.この時期は,いわゆる離乳初期に相当します.

　赤ちゃんは哺乳のとき,「乳児嚥下」を行っていましたが,離乳が始まると,顎を閉じて嚥下する「成人嚥下」を獲得します.また,「成人嚥下」の獲得とほぼ同時期に,口唇を閉鎖して食物を口腔の前方部に取り込む,「捕食」の動きも獲得されていきます.口腔の前方部で食物を取り込むことを覚えるため,離乳初期は非常に大切な時期といえます.

## 2) 舌で押しつぶす動きを獲得する(生後 7〜8 ヵ月ごろ)

　離乳初期に口唇を閉じて食物を処理する機能が獲得されると,やがて舌は上下運動ができるようになり,舌と口蓋で食べ物を押しつぶす機能が獲得されます.離乳初期に覚えた口の前方部に取り込む動きに伴って,少し形のある軟かい食べ物を押しつぶし,舌で一塊にまとめて,喉のほうへ送り込むことができるようになっていきます.

## 3) 咀嚼の動きを獲得する(生後 9〜11 ヵ月ごろ)

　離乳後期には舌の側方運動ができるようになり,歯槽堤(歯ぐき)ですりつぶす(咀嚼)機能が獲得されていきます.舌で歯槽堤に運ばれた食べ物は,何度も舌で側方に運ぶことを繰り返してすりつぶされ,また頬も食物が歯ぐきの外側に落ちないように支えています.そしてすりつぶされた食物は舌でまとめられ,喉のほうに送り込まれていきます.

## 4章　摂食機能の基本的知識

### 4）自食の準備

　咀嚼機能が獲得されるのと前後して，自分の手を使って食べる自食の機能が始まっていきます．また，離乳後期ごろから遊び食べやおもちゃしゃぶりなどが見られますが，これは自食の準備のために必要なことです．

　自分の手で食物の感触を確かめたり，つかみ方，口への運び方などを学ぶことにもつながります．危険のない範囲内でやらせてあげることが大切です．

### 5）離乳の完了（生後 12 〜 18 ヵ月ごろ）

　離乳期に口の機能が獲得され，やがて離乳の完了を迎えると，自食機能を獲得していきます．はじめは手づかみ食べを十分行わせ，手指の機能や手と口の協調運動を学ばせることが，その後の食具（スプーンなど）を用いた自食機能の基礎となります．

### 6）自食機能の獲得

　発達に問題がない場合，およそ3歳ごろまでに自食機能が獲得されていきますが，乳歯が生えそろうのもこのころです．したがって，3歳くらいになると，大人と同じように食べられると考えてよいでしょう．

　ただし，まだ顎の力は弱く，乳歯は小さくて本数が少ないため，大人と同じ食べ物がすべて食べられるわけではありません．

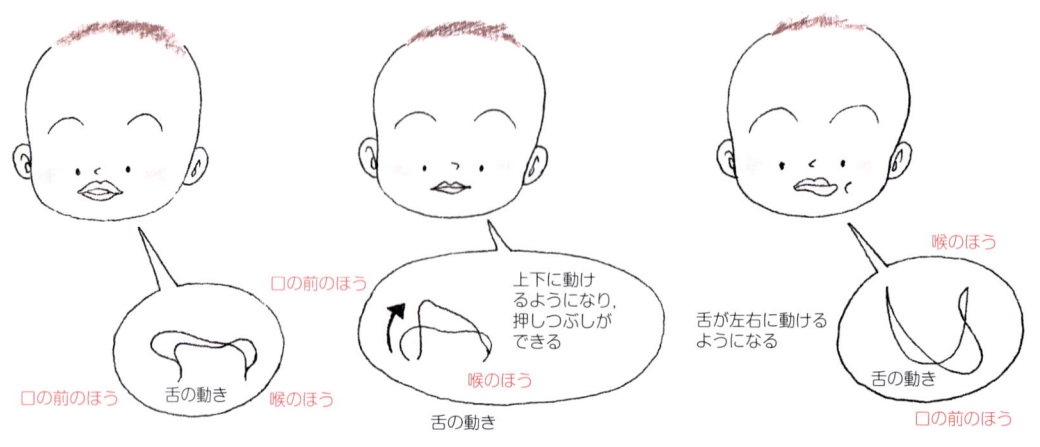

●口唇閉鎖を獲得する時期（離乳初期）
・上唇は山型のままあまり動かない
・下唇はパクパクと動く

●舌で押しつぶす動きを獲得する時期（離乳中期）
・上下の唇を閉じて薄くなる
・口の角が左右対称にキュッキュッと引かれる

●咀嚼の動きを獲得する時期（離乳後期）
・噛んでいるほうに口の角が縮む
・噛んでいるほうに顎がずれる

# 5. 摂食機能障害

## 1）原因

小児の摂食嚥下障害の最も大きな原因は神経学的障害です．そしてそのほかの原因としては，口唇・口蓋裂のような奇形や口腔・咽頭に関係する症候群で形態的な問題がある場合，発育障害があり長期に経管栄養が必要で経口摂取開始時期が遅くなった場合，胃食道逆流症などの外科疾患の合併があげられます．

## 2）摂食機能障害を呈する疾患

① **神経学的障害**：神経学的障害を呈する疾患の代表は脳性麻痺児ですが，生まれてからしばらくは哺乳や嚥下にあまり問題がないことがしばしばです．それがしだいに飲む量も減ってしまい体重が思うように増えなくなったり，以前よりも飲むのに時間がかかって，飲み始めると呼吸がゼコゼコ，ゼイゼイ（喘鳴）しやすくなってきてしまうことがあります．また，新たな摂食機能の獲得段階（離乳食の開始など）になって問題が生じてくることもあります．そして，これらの問題は乳児期だけでなく，学童期や思春期になって認められることも多くあります．

嚥下機能の中枢は脳にあります．つまり，脳の障害部位が嚥下に関与する部位と異なれば，嚥下障害は起こらないはずです．

しかし，実際には嚥下をするには脳神経が正常に機能するだけでなく，神経の命令が筋肉に伝わり，そして嚥下にかかわる多種類の筋肉がスムーズに協調運動を行わなければなりません．発達障害児（者）の嚥下障害は，スムーズな筋肉の協調運動ができないことが原因であることが多いのです．

脳障害に伴い筋緊張異常が進んでくると，頸部伸展，頭部後屈や側弯が生じて嚥下機能活動が制限されてしまいます．思春期になり体が急に成長したお子さんに多くみられます．

発達障害を認める疾患には数多くの染色体異常も含まれます．ダウン症では重症な合併症がなければ経口摂取している場合が多いのですが，嚥下の発達も正常より緩徐で，巨舌や強いこだわりによる摂食障害を認めることが多くあります．

摂食できていたのができなくなってしまうことに対して，保護者の方が焦りと不安感を抱くのは，とてもよく理解できます．こんなときこそ，お子さんの成長とペースに合わせてあげることが，とても大切なのです．

いままでやってきた方法にとらわれずに，お子さんに無理のない摂食方法を探してあげることが大切です．

② **形態学的異常**：形態的な異常の代表的なものが口唇・口蓋裂です．神経学的異常を伴わない場合は，口腔内形態に合わせた乳首を使用するなどして，経口で哺乳をすることも可能です．また，形成手術の時期に合わせた摂食指導が行われることが多くなってきています．一方，形態異常が口腔咽頭だけでなく多岐にわたり，神経学的障害を伴う場合もある症候群では，形態異常が改善しても摂食・嚥下が可能となるわけではありません．

③ **発育障害による長期経管栄養児**：早産，低出生体重では，嚥下機能が未発達なため，在胎 34～35 週，体重が 1500g 以上になるまでは経管栄養でいくことが一般的です．また，先天性心疾患を合併するお子さんの中には哺乳による呼吸障害が認められ，体重が増えないことがあります．手術をするための目標体重や月齢がある場合には，経管栄養を主体または経口と経管栄養を併用しながら，養育していくことも少なくありません．そして，重症な心疾患では早産・低出生体重児同様に長期間人工呼吸管理を必要とすることもあります．

生後早期から経管栄養をしていると，正常な空腹―満腹のサイクルの発達が妨げられてしまい，吸啜などの摂食行動が経験できないので食欲が低下してしまうと言われています．味覚・嗅覚の刺激も生後 5～6 ヵ月くらいまでに与えてあげないと，受け入れに時間がかかることがあります．また，チューブが口や鼻に入っているお子さんの多くが口周囲に触れられることを嫌がります．

上記のようなお子さんで経口摂取開始をスムーズに進めるためには，全身状態が安定した時点から早期に味覚・嗅覚・触覚への刺激を開始して慣れさせてあげることが大切です．

④ **外科疾患の合併**：なかでも多いのが胃食道逆流症です．健常児での胃食道逆流症では，離乳食が開始されて胃酸の食道への逆流による違和感のため，摂食障害がみられることがあります．発達障害児での合併例では，分泌物が多くなり，呼吸障害を起こし，それが障害となり，摂食できなくなることが多くみられます．

食道閉鎖術後には，食道の吻合部が細くなり，学童期までに食道拡張術（細くなった食道を内視鏡で広げる手術）を繰り返すことがあります．食道に食物が詰まり苦しい思いをした経験があるお子さんも多く，詰まるという恐怖から本人が硬い物を食べるのを拒否したり，家族が軟かい食べ物しか与えずに咀嚼機能が上達しないこともあります．また，吻合部狭窄を理由に，食形態を長期間ペースト状にしていて，適切な摂食機能の発達ができず，すべて丸呑みする癖がついてしまう場合もあります．

気管狭窄や喉頭軟化症のある場合，呼吸状態の改善目的で気管切開を行います．手術に至るまでに長期に経管栄養や気管内挿管管理をしていることも多いようです．そのため，神経学的異常を伴わなければ過敏がさらに強く認められ，気管内のカニューレが嚥下時の違和感を誘発し，摂食障害が生じることもあるのです．

### 参考文献

1) Humphery, T. : Some correlation between the appearance of human fetal reflexes and the development of the nervous system. (eds；Dominick, P. Purpura and Schade, J. P.). Progress in Brain Research vol 4, p.104. Growth and Maturation of the Brain, Elsevier Publishing Co., New York, 1964.

## 『上手に食べるために　発達を理解した支援』目次
### 金子芳洋・菊谷　武監修／田村文誉・楊　秀慶・西脇恵子著

**Part 1　こうやって食べられるようになるのです—唇や舌の動き方を見よう**
①発達のきまりごと
②食べるための構造（器官）
③おっぱいを飲む
④離乳食を食べ始める
⑤離乳初期—唇で食べ物を取り込む・唇を閉じて飲み込む
⑥離乳中期—押しつぶして食べる
⑦離乳後期—噛む（咀嚼）機能の基礎が育つ
⑧水を飲む—コップやストローを使う
⑨自分で食べる
⑩気になること—指しゃぶりとブラッシング
⑪食べることと話すこと
⑫声を出す・笑う
⑬ことばの発達
⑭コミュニケーションとことば

**Part 2　どうやって食べさせますか？—どんな食べ物，どんな道具がよいの？**
①母乳？ミルク？
②必要栄養量について
③成長に合わせた食器・食具の選び方

**Part 3　上手に食べられないのはどうして？その対処法は？—発達障害があるお子さんへの対応も含めて**
①上手に食べられない原因は？
②あまり噛まない
③口にためたまま飲み込まない
④前歯でかじれない
⑤手で押し込む・食べこぼす
⑥むせる

**Part 4　食べる機能に障害のあるお子さんへの支援—CD-ROM付**
①介助を始める前に
②姿勢
③スプーンを使って介助する
④唇と顎の動きを出す
⑤自分で食べられるように
⑥訓練を始める前に
⑦脱感作・鼻呼吸の訓練
⑧筋刺激訓練法—バンゲード法
⑨バンゲード法Ⅰ
⑩バンゲード法Ⅱ
⑪その他の訓練法

定価 3,150円（本体 3,000円＋税5％）
総頁数：96頁／2色
判型：B5判

発行年月：2005年9月
ISBN978-4-263-46403-8
注文コード：464030

## 日本歯科大学附属病院・口腔リハビリテーション多摩クリニック

　日本歯科大学附属病院と口腔リハビリテーション多摩クリニックは，食べる機能をはぐくむ歯科医師，ことばやコミュニケーション能力を育てる言語聴覚士，口の中の衛生管理をする歯科衛生士，健康な体を作るための栄養の専門家である管理栄養士ら，大勢のスタッフから構成されています．また，医学的管理が必要なお子さんのために，小児科医師，内科医師，看護師によるサポート体制もあります．私たちは，口の問題でお困りのお子さんたち，お母さんたちに対して，チーム医療によってできるだけの手助けをしたいと思っているのです．

■日本歯科大学附属病院
〒102-8158　東京都千代田区富士見2-3-16
TEL：03-3261-5511
　　　03-3261-4768
FAX：03-3261-3924

■日本歯科大学口腔リハビリテーション多摩クリニック
〒184-0011　東京都小金井市東町4-44-19
TEL：042-316-6211
FAX：042-316-6212

# さくいん

## あ
仰向け　50
胃食道逆流　24
胃瘻　32
異常パターン　64
意欲　8
咽頭　26,85
　──腔　86
運動機能　88
永久歯　70
栄養剤　9
栄養所要量　71
栄養素　71
栄養補助剤　9
栄養療法　61
嚥下　91
　──機能　84
　──訓練　81
　──造影検査　32
　──促通訓練　37
　──内視鏡検査　42
オノマトペ　90
おもちゃしゃぶり　25
おもちゃなめ　25
押しつぶす　91
嘔吐　21
　──反射　49
温度覚　68
OT　41
SpO₂　26
ST　35

## か
ガムラビング　13,37
かじりとり　30
下唇を巻き込む　48
咬み込み　49
過開口　64
過敏　12
顎下腺　69
活動量　71
患者と家族教育　61
間接訓練　48,79
気管狭窄　8,60
気管喉頭分離　12
気管支炎　62
気管切開　8,60
気管軟化症　24
基礎代謝量　71,72
擬態語　90
逆流　21
　──防止機構　62
臼歯の臼磨運動訓練　81
吸引　44
吸啜　37
　──窩　85
吸入療法　61
嗅覚　68
拒否　32
頬筋　80
頬訓練　13
筋緊張　63,72

筋訓練　53,80
緊張　12
空腹　8
空腹−満腹のサイクル　94
けいれん　26
経管依存症　42
経管栄養　12,44
経腸栄養剤　71
血性嘔吐　62
言語聴覚士　35
原始反射　84
こだわり　68
ことば　8
呼吸器リハビリテーション
　　　　　　　　　　　　61
呼吸困難　44
個人差　91
孤食　54
誤嚥　12
　──性肺炎　36
口蓋　85
　──垂　20
　──裂　20
　──強直症　34
口呼吸　69
口腔　85
　──ケア　79
口唇・口蓋裂　94
口唇ヘルペス　48
口唇訓練　13
口輪筋　80
抗けいれん薬　61
咬傷　48
高口蓋　26
喉頭気管軟化症　60
喉頭気管分離術　60

## さ
作業療法士　41
三大唾液腺　69
酸素療法　61
姿勢保持訓練　79
視覚　68
歯石　36
歯肉のマッサージ　13
耳下腺　69
自閉　11
自食　31
　──機能　92
自立　31
舌足らず　89
集中力　55
順番　53
初期構文の獲得期　88
小顎症　22
小児歯科　35
象徴機能　74,88
上気道閉塞　60
上唇小帯付着位置異常　16
食事介助　13
食道炎　62
食物繊維　71
触覚　68

心理専門職　74
人工呼吸器　60
人工呼吸療法　61
スティック状　81
ストロー　66
スプーン　40
　──咬み　64
すりつぶす　91
好き嫌い　11,68
水分量　66
随意動作　86
成人嚥下　15
成人語　90
成分栄養剤　71
喘鳴　26
接触　32
摂食　84
舌下腺　69
舌筋　80
舌訓練　13
舌根沈下　60
舌小帯　34
　──強直症　34
舌突出　64
　──嚥下　50
　──防止装置　49
先天性食道閉鎖症　42
先天性心疾患　95
染色体異常　93
前言語期　88
前歯の咬断訓練　81
咀嚼　15
　──訓練　19,81
早産　95
装置　20
側弯　12

## た
ダウン症　93
食べこぼし　34
唾液　69
体重　8,72
大脳皮質　86
第一次中枢　86
第二次中枢　86
脱感作　12
　──療法　79
単語の獲得期　88
単純気管切開　60
痰　44
知覚　88
注意力散漫　54
直接訓練　81
手づかみ食べ　56
低緊張　72
低出生体重　95
トロミ　26
努力呼吸　63
動脈血末梢酸素飽和度　26
鈍麻　18

## な
軟口蓋　20

──挙上装置（PLP）　20
──挙上不全　20
──麻痺　20
乳歯　70
乳児嚥下　15
認知機能　88
脳幹部　86
脳性麻痺　93
喉　26
2語連鎖　90

## は
ハート型　34
パルスオキシメーター　79
バンゲード法　47,80
歯並び　70
肺炎　32,62
肺雑音　26
肺理学療法　61
発達段階　53
半消化態栄養剤　71
ピチャピチャ　38
ビシャの脂肪床　85
ビタミン　71
ひと口の量　29
肥満　46
鼻呼吸　12
　──訓練　80
微量元素　71
　──栄養補助飲料　71
肘の位置　41
プラーク　42
普通食　15,18
副歯槽堤　85
ペースト食　22
扁平胸郭　63
偏食　11,68
捕食　91
　──訓練　81
哺乳　15
　──機能　84
　──瓶　14,16
発作　26
Hotz床　20
PT　41
VE検査　42
VF検査　32

## ま
曲がりスプーン　41
丸呑み　46
味覚　68
　──刺激　13,37
むせ　50

## や
薬物療法　61
指しゃぶり　14
陽圧呼吸管理　60
涎　12

## ら
理学療法士　41
離乳の完了　92

【著者略歴】

## 田村文誉（たむらふみよ）

| | |
|---|---|
| 1965年 | 東京都生まれ |
| 1989年 | 昭和大学歯学部卒業 |
| 同 年 | 同学部第三補綴学教室 |
| 1991年 | 同学部口腔衛生学教室 |
| 2001年 | アラバマ大学歯学部補綴学生体材料学教室留学（1年間） |
| 2004年 | 日本歯科大学講師・口腔介護・リハビリテーションセンター |
| 2008年 | 日本歯科大学准教授 |
| 2013年 | 日本歯科大学教授 |
| | 日本歯科大学口腔リハビリテーション多摩クリニック |

【執筆協力者略歴】

## 今井庸子（いまいようこ）（医師）

| | |
|---|---|
| 2001年 | 東京医科大学医学部卒業 |
| 現 在 | 日本赤十字社医療センター附属乳児院施設長 |

## 西脇恵子（にしわきけいこ）（言語聴覚士）

| | |
|---|---|
| 1984年 | 国立身体障害者リハビリテーションセンター職能言語専門職員養成課程卒業 |
| 2001年 | 日本歯科大学附属病院口腔介護・リハビリテーションセンター言語聴覚療法室 |
| 現 在 | 日本歯科大学附属病院言語聴覚士室室長 |

---

上手に食べるために2
―摂食指導で出会った子どもたち―　　ISBN978-4-263-44286-9

2009年3月25日　第1版第1刷発行
2018年7月10日　第1版第3刷発行

著　者　田　村　文　誉
発行者　白　石　泰　夫
発行所　医歯薬出版株式会社

〒113-8612　東京都文京区本駒込1-7-10
TEL.（03）5395-7638（編集）・7630（販売）
FAX.（03）5395-7639（編集）・7633（販売）
https://www.ishiyaku.co.jp/
郵便振替番号　00190-5-13816

乱丁，落丁の際はお取り替えいたします．　　印刷・木元省美堂／製本・愛千製本所

©Ishiyaku Publishers, Inc., 2009. Printed in Japan

---

本書の複製権・翻訳権・翻案権・上映権・譲渡権・貸与権・公衆送信権（送信可能化権を含む）・口述権は，医歯薬出版㈱が保有します．

本書を無断で複製する行為（コピー，スキャン，デジタルデータ化など）は，「私的使用のための複製」などの著作権法上の限られた例外を除き禁じられています．また私的使用に該当する場合であっても，請負業者等の第三者に依頼し上記の行為を行うことは違法となります．

JCOPY ＜出版者著作権管理機構 委託出版物＞
本書をコピーやスキャン等により複製される場合は，そのつど事前に出版者著作権管理機構（電話 03-3513-6969，FAX 03-3513-6979，e-mail：info@jcopy.or.jp）の許諾を得てください．